HYGIÈNE

DES

GENS NERVEUX

DU MÊME AUTEUR

Essai critique et historique sur les Progrès réalisés par la Physiologie expérimentale et la méthode anatomo-clinique dans l'étude des Fonctions du cerveau (Th. médaillée 1884).

Collaboration au **Grand Dictionnaire Larousse** (2ᵉ suppl.).

Collaboration à la « **Revue encyclopédique** ».

La Neurasthénie (maladie de Beard), avec une préface du professeur CHARCOT et une notice thérapeutique, par le docteur VIGOUROUX (in-18, 350 p.).

POUR PARAITRE PROCHAINEMENT :

La Morgue et les Conférences de médecine légale du professeur BROUARDEL (les Mercredis de la Morgue), avec une préface de M. BROUARDEL (in-8, 400 p.).

EN PRÉPARATION :

Les Névroses traumatiques au point de vue nosographique et médico-légal.

Manuel de Neuropathologie (traité élémentaire et pratique des maladies du système nerveux), avec une préface du professeur CHARCOT (in-12, 800 p.).

ÉVREUX, IMPRIMERIE DE CHARLES HÉRISSEY

HYGIÈNE

DES

GENS NERVEUX

PRÉCÉDÉE DE

NOTIONS GÉNÉRALES ET ÉLÉMENTAIRES

SUR

LA STRUCTURE, LES FONCTIONS ET LES MALADIES

DU SYSTÈME NERVEUX

PAR

Le Docteur F. LEVILLAIN

Ancien élève de la Salpêtrière
Lauréat de la Faculté de médecine de Paris
Médecin consultant à Royat

DEUXIÈME ÉDITION REVUE

Avec gravures dans le texte

PARIS

ANCIENNE LIBRAIRIE GERMER BAILLIÈRE ET Cie

FÉLIX ALCAN, ÉDITEUR

108, BOULEVARD SAINT-GERMAIN

—

1892

A MON MAITRE ET EXCELLENT AMI

M. le Docteur CH. FÉRÉ

Médecin de Bicêtre.

F. L.

AVANT-PROPOS

On parle beaucoup aujourd'hui de névroses et de nervosisme et les maladies nerveuses occupent une place de plus en plus importante et forment maintenant une branche spéciale et très étendue dans la pathologie humaine.

Pourquoi? Sans doute il faut voir là le résultat d'études plus approfondies et de recherches plus méthodiques qui ont donné à ces maladies une notoriété d'existence qu'elles n'avaient pas auparavant. Et ces études ne datent pas de loin, qui ont fait la lumière dans le chaos longtemps obscur des maladies du système nerveux.

Mais il n'y a pas là qu'un progrès purement théorique et scientifique ; il y a un progrès réel et numérique de ces maladies qui se sont considérablement développées sous l'influence des diverses causes qui les produisent. Et ces causes sont assurément plus nombreuses et plus actives qu'autrefois.

Aussi voit-on de jour en jour s'accroître le

nombre des individus touchés plus ou moins gravement par ce qu'on a appelé « l'universelle névrose ». Elle n'est, en réalité, que trop universelle, cette maladie nerveuse qui frappe les individus à tous les âges de la vie, dans toutes les classes de la société, l'homme autant que la femme, l'enfant débile autant que l'adulte en pleine vigueur, le mendiant en haillons, l'ouvrier sous sa cotte de travail, et le riche dans ses modernes palais. Tout le monde subit plus ou moins l'influence de cette hyperexcitabilité nerveuse maladive, contre laquelle il y a lieu de réagir.

Le mal existe donc ; il s'agit maintenant de chercher le remède.

C'est assurément un point capital et un gros élément de succès que de bien connaître l'ennemi que l'on veut combattre. Aussi les progrès réalisés dans l'étude des maladies nerveuses, en nous éclairant mieux sur leur nature, leurs causes et leurs conséquences, ont-ils considérablement facilité la tâche du médecin appelé à les soigner et de l'hygiéniste qui se propose de les prévenir ou d'en enrayer la marche. Ces progrès sont en grande partie dus aux travaux des savants français parmi lesquels nous nous faisons un devoir de citer Duchenne (de Boulogne), notre savant maître M. Charcot et toute l'école de la Salpêtrière.

Grâce à ces travaux, on connaît mieux aujourd'hui la nature ou plutôt la signification précise des nombreuses maladies du système nerveux : on

sait mieux sous quelles influences elles se développent, quelles sont les conditions qui favorisent
leur évolution, les lois héréditaires et accidentelles
auxquelles elles obéissent, et, grâce à ces notions
exactes, on est mieux armé pour les combattre ou
les tuer dans l'œuf.

C'est, en effet, sur la connaissance précise de
ces maladies, de leurs caractères et de leurs causes
que peut être uniquement basée une hygiène vraiment scientifique du système nerveux.

- Aussi, afin de mieux faire comprendre les préceptes de cette hygiène, afin de mieux convaincre
de leur importance et de leur nécessité, avons-nous
cru devoir faire précéder les notions d'hygiène proprement dite de notions générales sur la pathologie nerveuse elle-même.

D'autre part, s'il est permis de comparer l'organisme humain à une machine dont les rouages et
le mécanisme sont des plus compliqués, l'ouvrier
chargé d'entretenir cette machine en bon état et
de réparer les accidents qui peuvent survenir, doit,
avant tout, bien connaître le montage des pièces
qui la composent et savoir les conditions de la
force et du mécanisme qui lui donnent le mouvement.

Or, c'est bien le rôle de l'hygiène que de veiller
à la conservation et au bon fonctionnement de la
machine humaine ; c'est souvent aussi son rôle
de réparer les désordres qui peuvent troubler sa
fonction.

Et c'est pourquoi nous croyons également utile d'exposer, en tête de ce livre d'*hygiène spéciale du système nerveux*, la structure et les fonctions principales de ce système.

Nous décrirons donc rapidement, dans une première partie, l'anatomie générale du cerveau, de la moelle et des nerfs en indiquant parallèlement le mécanisme de leur physiologie et nous étudierons les conditions organiques des sensations, des émotions, du travail intellectuel et du mouvement volontaire, en expliquant les phénomènes de l'excitation et de l'épuisement nerveux qui sont à la tête de tout désordre névrosique.

Dans une seconde partie, nous jetterons un coup d'œil d'ensemble sur les accidents nerveux généraux que nous visons particulièrement dans cet ouvrage et que l'on décrit sous les noms vagues de nervosisme, névropathie, cachexie nerveuse, névrose, etc. La neurasthénie et l'hystérie, ces deux grandes portes d'entrée de toute la neuropathologie classique, seront l'objet de chapitres spéciaux. Enfin, nous donnerons un aperçu sommaire des autres affections nerveuses qui sont à redouter et par suite à éviter.

Dans la troisième partie, nous abordons déjà l'hygiène, en mettant en évidence les principales causes d'où découlent toutes ces affections, l'hérédité, la contagion nerveuse, le surmenage, les excitants de toutes sortes, les habitudes professionnelles ou vicieuses, en un mot, toutes les sources du nervosisme, sous toutes ses formes. Faire connaître ces causes, c'est assez dire de les éviter et de se mettre en garde contre leurs dangereux effets, c'est donner déjà les meilleurs conseils d'hygiène prophylactique ou préventive.

Enfin la quatrième partie de ce livre sera exclusivement consacrée aux préceptes hygiéniques proprement dits.

Nous envisagerons d'abord l'hygiène spéciale des grandes fonctions nerveuses : les sens, l'intelligence et le mouvement. Nous aurons à parler, à ce sujet, de l'éducation, de l'instruction, du mariage et des professions intellectuelles.

Nous ferons ensuite l'application spéciale des préceptes généraux de l'hygiène ordinaire (milieu cosmique, vêtements, aliments, boissons, etc.) à l'hygiène spéciale des névropathes. Enfin nous terminerons par un exposé rapide des principales méthodes thérapeutiques destinées à enrayer la marche des maladies nerveuses ou à faire disparaître les premiers symptômes, c'est-à-dire la gymnastique, l'hydrothérapie, l'électrothérapie, certaines eaux minérales, le massage et la suggestion hypnotique.

HYGIÈNE DES GENS NERVEUX

PREMIÈRE PARTIE

STRUCTURE ET FONCTIONS DU SYSTÈME NERVEUX

SECTION PREMIÈRE

STRUCTURE

CHAPITRE PREMIER

Éléments du tissu nerveux.

Cellules et tubes nerveux. — Leur agencement réciproque. — Comparaison avec un réseau télégraphique.

Le système nerveux comprend tous les organes composés de tissu nerveux, c'est-à-dire le cerveau, le cervelet, la moelle épinière, les ganglions du grand sympathique et les nerfs.

Le tissu nerveux est lui-même fondamentalement constitué par des cellules nerveuses, des tubes nerveux et de la névroglie ou ciment nerveux.

Les cellules nerveuses, de formation et de dimensions variées, sont des petites masses de protoplasma (matière vivante), munies au centre d'un noyau et terminées à la périphérie par un ou plusieurs prolongements qui se continuent avec les tubes nerveux. Ces prolongements donnent quelquefois à ces cellules une disposition spéciale en étoile, qui les fait appeler cellules étoilées. Cette disposition paraît destinée : 1° à établir la communication directe des centres nerveux avec le monde extérieur par l'intermédiaire des cordons qui partent de ces prolongements; 2° à faciliter les ports des cellules entre elles et à constituer ainsi l'unité et l'harmonie de leur fonctionnement ; c'est vraisemblablement à cette disposition

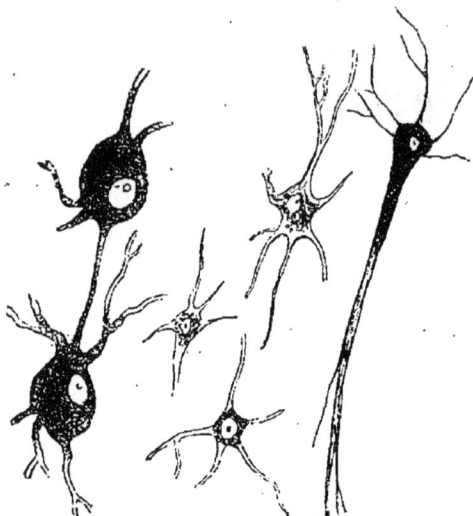

Fig. 1. — Cellules nerveuses, formes étoilées ; leurs prolongements se continuent avec le cylindre-axe des tubes nerveux.

que tient l'individualité et l'indivisibilité normales du moi, représenté. organiquement par les centres nerveux.

Le tube nerveux n'est autre qu'un conduit, une sorte de fil conducteur, établissant les communications des cellules éloignées entre elles et avec les organes qu'elles régissent.

On peut comparer anatomiquement et physiologiquement ces éléments du système nerveux à ceux d'un appareil électrique. La cellule est la pile qui produit le courant ou l'influx nerveux ; le tube nerveux est le fil conducteur qui transmet le courant produit.

La névroglie est une sorte de ciment vivant qui réunit, agglutine et maintient ensemble les millions de cellules et de tubes nerveux constituant le cerveau, le cervelet, la moelle, les ganglions et les nerfs.

Ces éléments nerveux sont répandus partout dans toutes les parties de l'organisme : on en trouve la trace dans les moindres coins et dans les plus intimes replis de tous les organes ; tous les tissus sont traversés par une quantité innombrable de petits filaments nerveux qui leur apportent la vie ; la peau et les muqueuses sont en quelque sorte tapissées par un réseau serré de ces filaments chargés de recueillir les impressions du dehors et du dedans pour les porter aux centres nerveux ; en un mot, il n'existe pas un millimètre de substance vivante dans l'organisme qui ne soit pourvu d'éléments nerveux et ne subisse leur influence.

C'est qu'en effet le système nerveux préside à toutes les fonctions de l'organisme, tant aux fonctions de l'intelligence, du mouvement et de la sensibilité, qu'aux fonctions de nutrition ; il est à la tête de toutes les manifestations de la vie. Rien ne se fait sans lui, rien ne se fait que par lui. C'est du système nerveux que partent tous les ordres conscients ou inconscients, qui dirigent les fonctions organiques, c'est à lui et par lui qu'aboutissent toutes les impressions extérieures ou intérieures qui déterminent ces ordres et les approprient aux différents besoins de l'être. Aussi pourrait-on assez justement le comparer à une vaste organisation télégraphique dont la station centrale recevrait les nouvelles d'une multitude de stations extérieures et renverrait les ordres correspondants.

Cette station centrale ne serait autre ici que l'axe cérébro-spinal, c'est-à-dire le cerveau et la moelle.

C'est vers le cerveau que viennent en effet converger de toutes les parties du corps (stations extérieures) les impressions et sensations internes ou externes, c'est-à-dire les nouvelles du monde extérieur et du milieu intérieur. C'est dans le cerveau que sont classées, étudiées, analysées, enregistrées, combinées et discutées ces nouvelles, et c'est du cerveau que partent les ordres en réponse à ces sensations, à ces associations d'images, à ces combinaisons d'idées, c'est-à-dire les mouvements.

La nouvelle peut, à la rigueur, selon son importance ou sa nature, ne pas aller jusqu'à la station centrale pour y subir le contrôle et la discussion ; elle peut s'arrêter à une station intermédiaire, la moelle épinière, et, dans ce cas, la moelle répond de suite, sans avoir pris l'avis du cerveau. C'est à cet ordre de *mouvements-réponses sans contrôle et sans conscience*, qu'on a donné le nom de *mouvements réflexes*.

Il en est ainsi pour les actes de la vie de nutrition qui relèvent en grande partie d'un appareil nerveux spécial, qu'on appelle le grand sympaphique et qui est composé de petits ganglions et de filets nerveux. Les nouvelles ou sensations venant des viscères respiratoires, circulatoires, sécrétoires ou digestifs n'ont pas habituellement besoin de passer au contrôle de la grande station consciente, le cerveau ; elles s'arrêtent aux ganglions sympathiques qui répondent d'eux-mêmes à l'appel du viscère intéressé. Ainsi le poumon manque d'air et de suite, sans que la conscience ou la volonté interviennent, les muscles respiratoires redoublent d'activité ; le sang manque d'oxygène et le cœur précipite ses battements, etc. Toutefois certaines sensations viscérales, celles de la faim et de la soif, par exemple, vont jusqu'à la station cérébrale, où elles sont nettement perçues et difficilement discutées, en raison de leurs exigences impérieuses. Tel est en somme le mécanisme général de tous les actes nerveux : il se réduit à un simple phénomène d'échange, plus ou moins contrôlé par la conscience.

Au début de tout acte nerveux, il y a impression, mise en branle du réseau télégraphique intéressé par le monde extérieur ou par les viscères internes ; cette impression transformée ou non en sensation, perçue ou non perçue, cette nouvelle du dehors ou du dedans est envoyée par les conducteurs nerveux, véritables fils télégraphiques, à l'une des stations centrales, à l'un des centres nerveux auquel elle est destinée. Alors, ou bien elle est enregistrée sans autre formalité et classée dans son casier spécial, ou bien elle donne lieu à une réponse immédiate. Cette réponse, ordre transmis, mouvement exécuté, peut elle-même être consciente, après examen de la nouvelle reçue, ou n'être qu'une simple décharge automatique et brusque, un mouvement réflexe, selon le centre auquel l'impression a été transmise.

Toutefois on peut classer tous ces actes en deux grandes catégories. Dans la première sont tous ceux qui appartiennent à ce que l'on a appelé la vie animale ou vie de relation, phénomènes de sensibilité, de motilité et d'intelligence ; à la seconde appartiennent tous les actes de la vie organique ou végétative, phénomènes de circulation, respiration, digestion, sécrétions, etc.

C'est à l'axe cérébro-spinal que sont confiés les actes de la première catégorie ; les autres relèvent de la chaîne ganglionnaire du grand sympathique.

CHAPITRE II

L'axe cérébro-spinal et les méninges.

On comprend sous ce nom tous les organes nerveux qui servent à la vie de relation. Ce sont : les
nerfs périphériques qui convergent de toutes les parties du corps vers l'axe proprement dit, c'est-à-dire
vers le cerveau et la moelle; 2º la *moelle épinière*, qui se
continue par le *bulbe* avec le *cerveau* et le *cervelet*. La
figure schématique ci-jointe donne une idée de ce
grand appareil nerveux qui se trouve ainsi constitué
sans aucune solution de continuité. En dehors des
nerfs disséminés dans tout le corps, l'axe cérébro-
spinal est contenu dans une boîte osseuse, le crâne
pour l'encéphale, la colonne vertébrale pour la
moelle épinière. Ces organes sont également enve-
loppés dans des membranes appelées *méninges*. La
plus superficielle, la *dure-mère* est aussi la plus
épaisse, c'est une membrane de protection et de
soutien. Au-dessous d'elle se trouve l'*arachnoïde*,
membrane séreuse qui facilite le glissement et les
mouvements d'expansion circulatoire du cerveau et
de la moelle dans les cavités osseuses qui les enfer-
ment. Enfin, immédiatement en contact avec la substance nerveuse du cerveau et de la moelle, à laquelle
elle est adhérente, se trouve la *pie-mère*, membrane
fine presque exclusivement constituée de petits vaisseaux qui servent à la nutrition des organes nerveux
qu'elle recouvre et tapisse entièrement.

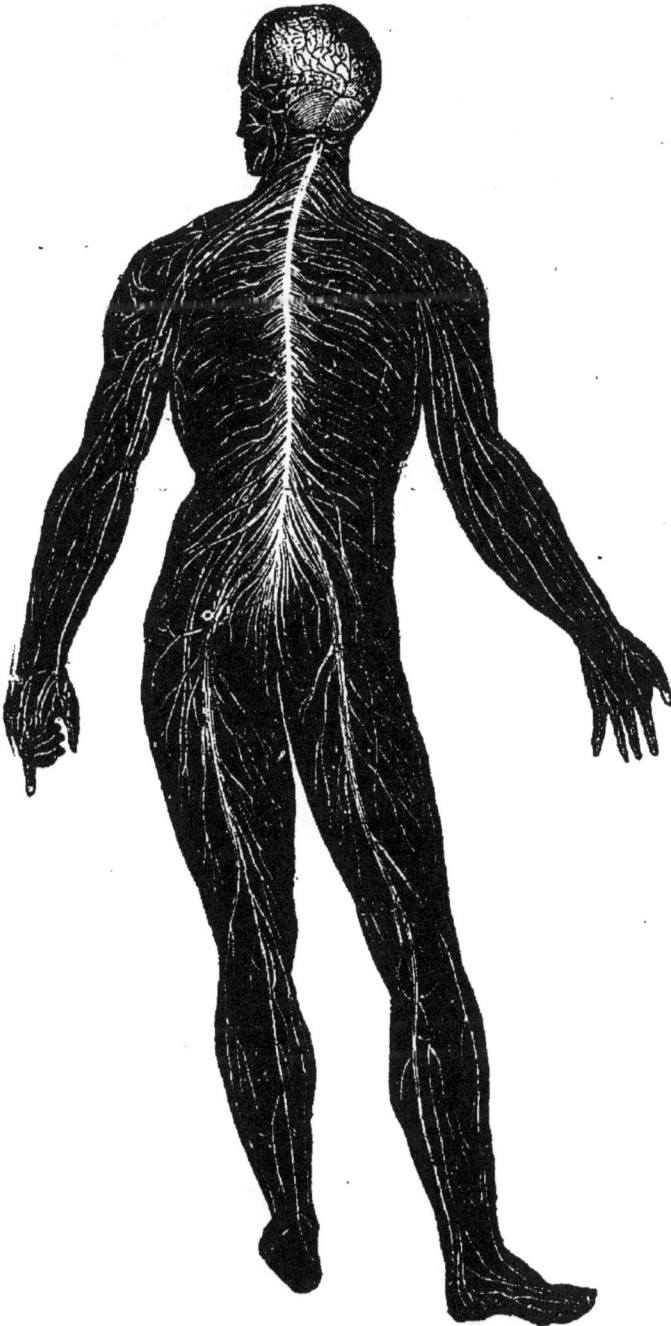

Fig. 2. — Système nerveux général. — Cerveau et cervelet dans la
boîte cranienne. — La ligne blanche verticale est la moelle épinière d'où partent les nerfs périphériques qui se distribuent au
tronc et aux membres.

Ce sont ces membranes qui sont atteintes dans les maladies appelées *méningites* et pachyméningites, ainsi que dans la méningo-encéphalite des accidents traumatiques du crâne ou de la paralysie générale· Leur voisinage immédiat, leur contiguité avec les appareils nerveux essentiels à la vie, expliquent assez la gravité ordinaire de ces affections.

CHAPITRE III

Le cerveau et les circonvolutions.

Le cerveau est une masse de substance nerveuse, séparée symétriquement en deux *hémisphères*, droit et gauche. Il est formé de cellules nerveuses agglomérées à la surface de l'organe sous forme d'une

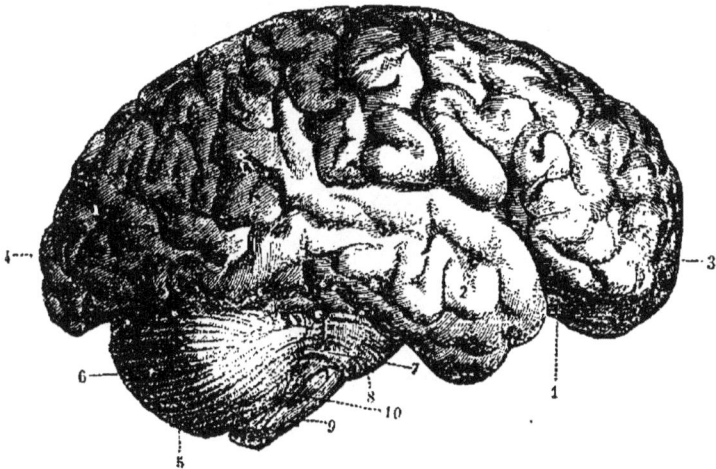

Fig. 3. — Vue générale de l'encéphale.
1, cerveau. — 6, cervelet. — 9, bulbe.

couche grise d'environ un centimètre d'épaisseur. Cette surface offre un aspect mamelonné et vallonné, formé par des saillies sinueuses et apparemment irrégulières auxquelles on a donné le nom de *circonvolutions*. Au-dessous de cette couche grise superficielle, on trouve la *substance blanche* formée de

1.

tubes nerveux. Cette substance blanche réunit les
deux hémisphères cérébraux l'un à l'autre par une
sorte de pont appelé *corps calleux*. On observe en outre
au centre de cette substance blanche, qui forme la
plus grande partie du centre du cerveau, deux noyaux
de substance grise, c'est-à-dire formés de cellules
nerveuses, qui portent le nom de *noyaux opto-striés*

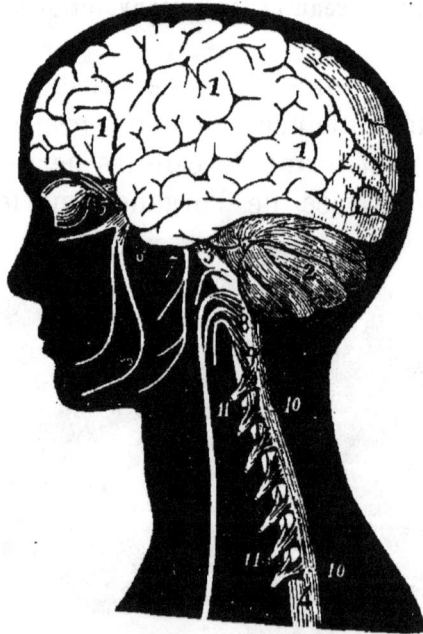

Fig. 4. — Encéphale (cerveau et cervelet) et nerfs craniens.
Moelle et racines rachidiennes

(couches optiques et corps striés). Enfin, au-dessus, à
côté et en arrière de ces noyaux gris, se trouvent des
cavités, contenant des prolongements de la pie-mère
et un liquide séreux, appelé liquide céphalo-rachidien,
parce qu'il entoure le cerveau et la moelle et facilite
leurs mouvements d'expansion circulatoire : ces cavités portent le nom de *ventricules du cerveau*.

C'est dans la substance grise de l'écorce cérébrale

que se font les opérations de l'intelligence, de la volonté et de la sensibilité ; ce sont les cellules innombrables contenues dans cette substance grise qui sont les éléments nobles et vraiment actifs du cerveau.

La substance blanche, située immédiatement au-dessous, ne joue que le rôle de cordons conducteurs ; c'est par les tubes nerveux dont elle est constituée que les impressions arrivent à la conscience et que les ordres de la volonté sont transmis ; c'est par ces cordons que toutes les sensations, émotions, images et idées formées dans les cellules cérébrales, communiquent et s'associent entre elles : car les faisceaux blancs de cette couche vont d'un hémisphère à l'autre, et d'un coin à l'autre du même hémisphère.

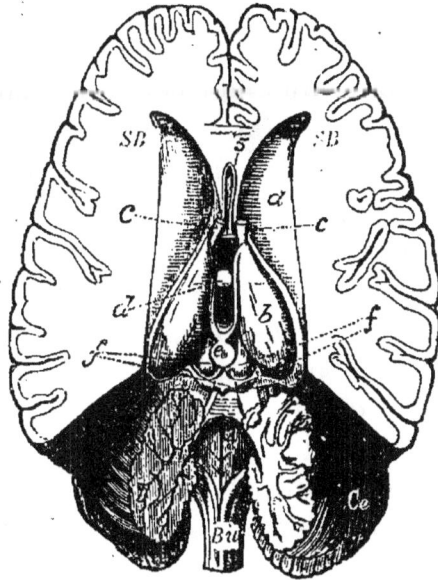

Fig. 5. — Substance blanche et substance grise.

Les lignes repliées extérieures représentent la couche grise formant l'écorce du cerveau. — *b, b*, noyaux opto-striés également formés de substance grise. — *c, c*, ventricules du cerveau. — *S, B*, substance blanche formant le centre au-dessous de la couche grise. — *C, c*, cervelet. — *Bu*. bulbe et commencement de la moelle épinière.

Telle est, à grands traits, la structure générale du cerveau. Nous ne pouvons entrer ici dans la description détaillée de l'organisation très complexe et vraiment difficile de ces différents éléments ; cela ne serait d'ailleurs d'aucune utilité pour le but que nous nous proposons. Nous insisterons seulement un peu sur les *localisations cérébrales* où siège aujourd'hui le plus grand intérêt de la question des fonctions du cerveau.

Le cerveau a en effet pour fonctions essentielles de recevoir les impressions venues du dehors, de les transformer en sensations et en images, et ces images en idées : c'est la fonction sensorielle; puis il combine ces idées, les associe, les catégorise par groupes, les examine, ou les discute : c'est la fonction intellectuelle; enfin il réagit au dehors, et d'après ces combinaisons d'idées, par des mouvements appropriés et conscients, mouvements dits volontaires : c'est la fonction de la volition. Telles sont les trois principales fonctions du cerveau que les philosophes avaient admises et distinguées de toute antiquité sous les noms vagues de sensibilité, d'intelligence et de volonté. Or, ces fonctions ont pour substratum anatomique, pour siège matériel, les diverses circonvolutions qui forment toute la surface du cerveau. Et chacune d'elles a son siège spécial, son centre fonctionnel distinct. Quelques-uns de ces centres sont, dès maintenant, nettement déterminés tant par la physiologie expérimentale que par l'observation minutieuse des maladies et des lésions cérébrales qui les produisent.

C'est à la découverte de ces centres spéciaux des diverses fonctions cérébrales qu'est due la doctrine des localisations.

Circonvolutions.

Afin de nous faire mieux comprendre, nous allons indiquer en quelques mots la topographie des circonvolutions du cerveau. On divise à ce point de vue le cerveau en plusieurs *lobes* qui portent les noms des os du crâne au-dessous desquels ils sont approximativement situés : on distingue donc deux *lobes frontaux*, deux *pariétaux*, deux *occipitaux* et deux *temporosphénoïdaux*. Chaque lobe est composé de plusieurs

circonvolutions d'où le nom de *circonvolutions fron-*
tales en avant, *circonvolutions pariétales* en haut et sur
les côtés, *circonvolutions occipitales* en arrière, et *cir-*
convolutions temporo-sphénoïdales en bas et sur les côtés.

Lobes et circonvolutions sont à peu près symétriquement placés dans les deux hémisphères et séparés
les uns des autres par des sillons réguliers et cons-
tants malgré leur apparente irrégularité, auxquels on
donne le nom de *scissures.*

Région antérieure ou frontale. — Centres intellectuels.

Bien que les phénomènes intellectuels proprement
dits ne puissent guère, à l'heure actuelle, être spécialement confinés dans une partie limitée du cerveau, certaines observations cli-
niques permettent de soupçon-
ner, sinon d'affirmer, que la
région frontale est le siège de
prédilection de ces phénomènes
qu'on appelle idéation, raisonnement, conception, généralisation, attention, caractère moral,
etc. Ainsi certaines blessures
destructices de cette région qui
n'entraînent aucun trouble de la
motilité ni de la sensibilité, apportent, au contraire, des modifications profondes dans l'état
intellectuel et moral des blessés.

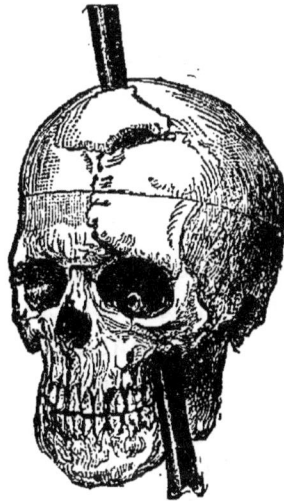

Fig. 6. — Crâne de l'ou-
vrier Gage, traversé de
part en part par une
barre de fer qui détrui-
sit en grande partie la
région antérieure du cer-
veau et « le blessé vécut
malgré cette destruc -
truction ».

Tel le cas de Gage : « Le blessé
vécut malgré la destruction profonde de ses lobes frontaux :
mais, après son accident, ses
patrons, qui le considéraient
comme un de leurs meilleurs et de leurs plus habiles

ouvriers, ne purent lui confier de nouveau son ancien poste : c'était un enfant pour l'intelligence et les manifestations intellectuelles : il était tellement changé que ses amis et connaissances disaient que ce n'était plus là Gage. »

Dans d'autres cas d'abcès, de ramollissement ou d'atrophie de cette région cérébrale, on signale toujours la même défaillance mentale, le même affaissement psychique ; « les malades sont dans un état d'hébétude niaise et les actes qu'ils accomplissent laissent dans l'esprit de l'observateur l'impression qu'ils sont automatiques : la sensibilité et le mouvement sont intacts ».

Mais la probabilité de la localisation des actes les plus élevés de l'intelligence dans ces circonvolutions antérieures du cerveau repose mieux encore sur certaines observations anthropologiques bien curieuses.

Ainsi Leuret a constaté que chez les races humaines supérieures où les phénomènes intellectuels ont le plus d'étendue et d'activité, les os frontaux sont les derniers à se souder, permettant ainsi à la région frontale du cerveau de se développer proportionnellement à la fonction intellectuelle. D'autre part, chez les races inférieures, ces mêmes os se suturent en premier lieu, arrêtant ainsi, dès le début, le développement des circonvolutions frontales et, par suite, le progrès des fonctions intellectuelles.

Les mensurations comparatives faites par Broca sur les crânes des internes et des infirmiers de l'hospice de Bicêtre sont aussi concluantes ; Broca ayant choisi des individus de même âge et de même développement physique, présentant en un mot le plus d'identité possible, observa que chez les internes la partie frontale du crâne avait pris un développement très marqué relativement au développement frontal des infirmiers, et paraissant bien en rapport avec l'intensité des travaux intellectuels nécessités par les études des premiers.

En somme, si cette localisation n'est pas aussi précise et aussi anatomiquement établie que les autres, elle n'en est pas moins des plus vraisemblables.

Région moyenne ou pariétale. — Centres des mouvements volontaires.

C'est dans cette région, située presque tout entière sous l'os pariétal, que se trouvent les centres de localisations fonctionnelles les premiers et les mieux dé-

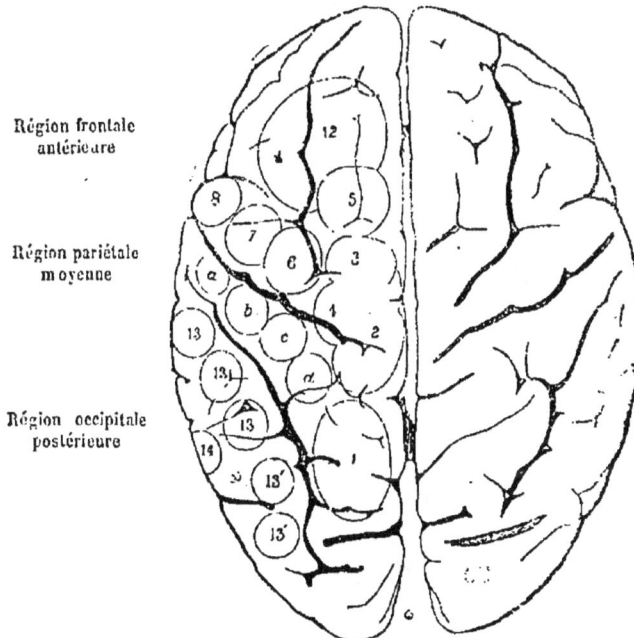

Région frontale
antérieure

Région pariétale
moyenne

Région occipitale
postérieure

Fig. 7. — Localisations cérébrales.
Vue des circonvolutions de la face supérieure du cerveau.

terminés. C'est dans cette région que se font en effet les incitations volontaires pour les mouvements volontaires simples et combinés des différents muscles du corps.

Il existe en haut d'abord (n° 1, 2 et 3) des centres spéciaux et nettement limités pour les mouvements des membres inférieurs : quand ce petit coin de substance grise est détruit par une lésion quelconque, on

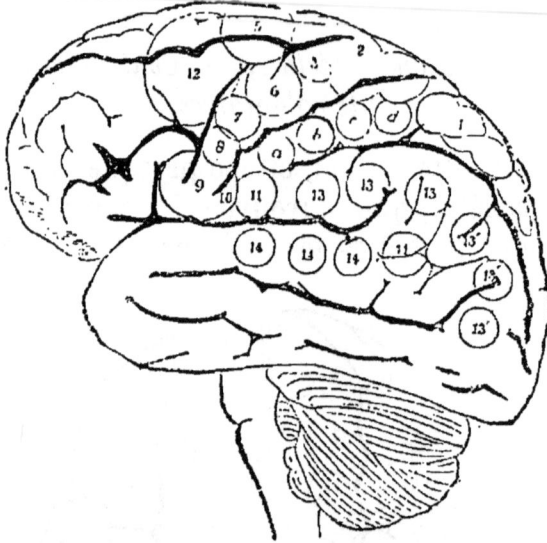

Fig. 8. — Localisations cérébrales.

1, 2, 3. Centres des divers mouvements du membre inférieur. — 6, 7, 8, centre des divers mouvements du membre supérieur. — 12, centre des mouvements de l'écriture (agraphie). — 9, 10, centre des mouvements de la parole (centre de Broca). — 13, 13, 13, centres des sensations visuelles. — 14, 14, 14, centres des sensations auditives.

observe une paralysie du membre inférieur correspondant : s'il est au contraire excité par une tumeur ou autre chose, il se produit des convulsions localisées dans ce même membre inférieur.

Un peu au-dessous (n° 6, 7, 8) sont les centres des mouvements volontaires des membres supérieurs.

Encore au-dessous (n°ˢ 10, 11) se trouve le centre des mouvements de la face : quand on détruit ou quand on excite ces centres, se produisent la paralysie ou les convulsions dans les groupes de muscles aux mouvements desquels ils président.

Jusque-là, il s'agit de mouvements simples, ordinaires, mais toujours dirigés par la volonté.

Voici maintenant des localisations plus intéressantes, ce sont les localisations des centres des mouvements combinés de la parole et de l'écriture. Ces mouvements d'articulation des mots, si complexes et que nous avons appris quelquefois avec tant de difficulté, se sont enregistrés peu à peu dans ce petit coin de cerveau qui porte le n° 9, voisin du centre des mouvements de la face. Et si cette petite portion de substance grise est détruite, plus de parole possible ; les mots viennent à l'esprit sans que la bouche puisse les articuler, C'est ce qu'on a appelé l'*aphasie motrice*. Cette fonction du langage articulé a été la première localisée par Broca dans cette circonvolution n° 4 qui porte le nom de *circonvolution de Broca*. C'est même à cette première découverte qu'on doit l'origine de la doctrine précise des localisations cérébrales.

Plus haut maintenant, au voisinage du centre des mouvements du bras et de la main, se trouve un centre non moins intéressant (n° 12) : c'est le centre qui préside aux mouvements coordonnés de l'écriture. Ces mouvements spéciaux, appris aussi quelquefois avec tant de mal, ont ce petit territoire de substance cérébrale pour siège, et s'il est un jour ravagé par le mal, plus d'écriture possible ; la main qui a conservé toute sa force et toute sa dextérité pour les mouvements de tout autre nature, se refusera à tracer la moindre lettre, à écrire le moindre signe : elle est désormais atteinte d'*agraphie* (paralysie de l'écriture).

Il y a probablement des localisations plus fines en-

core : chaque série spéciale de mouvements professionnels, artistiques, etc., est sans doute localisée dans
des petits centres secondaires spéciaux ; mais aucune
lésion anatomique n'a fait jusqu'ici connaître le territoire exact de ces centres fonctionnels.

Région postérieure ou occipitale: — Centres sensitifs.

Nous arrivons enfin aux lobes temporo-sphénoï-
daux et occipitaux qui paraissent être les centres
des sensibilités spéciales. Deux de ces centres sont
seulement déterminés, jusqu'à présent : dans les circonvolutions (n° 13), le centre des sensations visuelles
et plus spécialement le centre de la lecture des signes
du langage. En effet, si ce centre est supprimé, la
fonction visuelle peut rester intacte pour les sensations ordinaires de forme ou de couleur des objets
ordinaires, le malade peut continuer de voir tout ce
qui l'entoure et être capable de ramasser une aiguille
à terre ; mais les signes écrits ou imprimés sont pour
lui lettre morte, ou mieux, noir sur blanc ; il les voit,
mais ne les reconnaît plus ; il est aveugle pour les
mots, il est atteint de *cécité verbale* par simple suppression de ce centre sensoriel.

Un professeur de la Faculté, pianiste émérite autant
qu'accoucheur célèbre, a présenté ce cas curieux de
cécité exclusivement localisée pour la lecture des
signes musicaux. Le casier cérébral visuel où ces
signes s'étaient enregistrés avait été brusquement
supprimé par un petit accident cérébral. Il y a d'autres
faits également très curieux de perte des différentes
mémoires visuelles qui complètent cliniquement
l'histoire de cette localisation pour le sens de la vue
intelligente.

De même le sens de l'ouïe se trouve situé dans les

territoires nᵒˢ 7, du moins en ce qui concerne l'application spéciale de ce sens à l'audition et à la perception des mots articulés. Si ce territoire est détruit, le
malade peut encore distinguer les bruits les plus
délicats, le tic tac d'une montre par exemple, mais il
n'entend plus les paroles qu'on lui dit : ou du moins,
il les entend, mais ce ne sont plus pour lui que des
bruits sans signification, des suites de sons sans aucun
sens. Il est devenu sourd pour les mots, il est atteint
de *surdité verbale.*

Tels sont les deux centres sensoriels qui sont actuellement nettement délimités dans la région postéro-
inférieure du cerveau.

Quant à la sensibilité générale et à ses différentes
formes, elle paraît également devoir être localisée
dans cette région, ainsi que va nous le démontrer
l'étude rapide que nous allons faire de la substance
blanche du cerveau, située au-dessous de ces différentes circonvolutions de l'écorce cérébrale.

Substance blanche, capsule interne, pédoncules céré-
braux.

En effet, au-dessous de la couche grise des cellules
cérébrales qui forment les différents centres fonctionnels que nous venons d'étudier, se trouvent des
faisceaux de tubes nerveux massés les uns auprès des
autres et constituant la substance blanche.

· En avant, ces faisceaux paraissent surtout se diriger
d'un hémisphère à l'autre et réunir ainsi les deux
régions frontales du cerveau : ils forment là un
véritable pont de passage, qui porte le nom de *corps*
calleux et qui vraisemblablement joue le rôle de trait
d'union entre les deux hémisphères, établissant ainsi
l'unité des sensations, des perceptions, des idéations

et des volitions, et par suite réalisant l'unité, l'individualité du moi (fig. 9).

Au-dessous des circonvolutions motrices et des circonvolutions sensitivo-sensorielles, les cordons blancs
de tubes nerveux descendent assez directement de
haut en bas, groupés en une façon d'éventail, qui
porte le nom de capsule rayonnante. La moitié
antérieure de cet éventail vient des régions motrices,
et est affectée à la transmission des ordres volontaires :
si une lésion quelconque la détruit, elle coupe, par
conséquent, le fil télégraphique qui relie la station
centrale d'où partent les ordres de mouvement volontaire pour les stations périphériques, c'est-à-dire pour
les muscles, et la communication étant interrompue,
le mouvement voulu ne se produit plus ; il y a paralysie, comme si le poste central d'où part l'ordre
était lui-même détruit.

La moitié postérieure de l'éventail des faisceaux
blancs se rend au contraire dans les régions sensorielles du cerveau et par suite est affectée à la sensibilité. Et sa destruction entraîne en effet une abolition
totale de la sensibilité dans tout un côté du corps : le
fil est encore rompu et les sensations nouvelles qui
viennent de la périphérie sont interceptées et ne se
rendent plus aux régions sensitives chargées de les
enregistrer. Cette destruction des faisceaux blancs
postérieurs, s'accompagnant d'*hémianesthésie* (insensibilité de la moitié du corps), prouve bien que la sensibilité doit occuper les régions postérieures du cerveau.

En outre de ces faisceaux reliant entre elles les
circonvolutions intellectuelles, descendant des circonvolutions motrices aux différents muscles du
corps, et aboutissant de toutes les parties du corps
aux circonvolutions sensitivo-sensorielles, la substance blanche sous-corticale contient une infinité

d'autres petits faisceaux de tubes nerveux mettant
en rapport toutes ces circonvolutions, allant de l'une
à l'autre, constituant un inextricable réseau de rela-

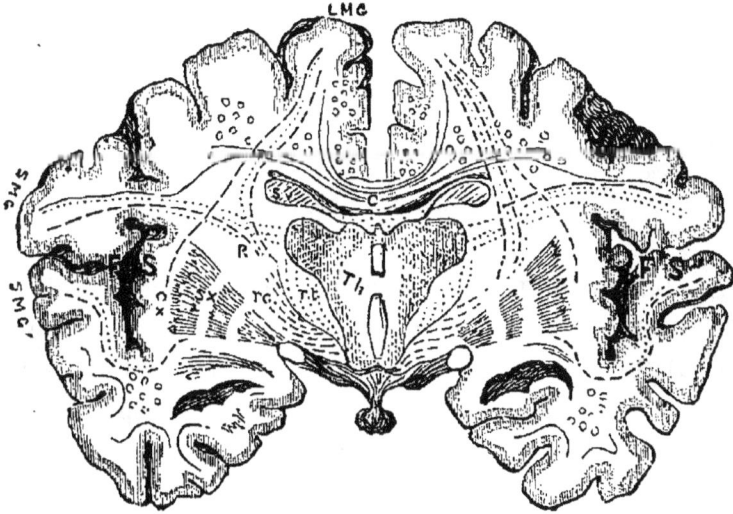

Fig. 9. — Cerveau. — Coupe transversale de haut en bas.
c, corps calleux et principales directions des fibres qui composent la
substance blanche.

tions réciproques, d'échanges permanents, qui aboutissent finalement à l'unité harmonique de toutes les
fonctions psychiques volontaires et sensorielles.

Il nous reste maintenant à montrer comment le
cerveau, station centrale, se met en rapport avec le
corps qu'il commande et avec le monde extérieur
auquel il obéit, puisque c'est de lui qu'il reçoit
toutes les impressions qui mettent en jeu son activité
propre.

Cette mise en rapport se fait par le bulbe, la moelle
et les nerfs périphériques.

CHAPITRE IV

Le bulbe et le cervelet.

Le bulbe ou moelle allongée n'est à ce point de vue qu'un lieu de passage et d'entrecroisement pour les cordons blancs moteurs qui descendent du cerveau aux muscles et pour les cordons sensoriels qui apportent les impressions du dehors au cerveau. Il est donc, en grande partie du moins, formé par ces cordons, et il n'est en quelque sorte que la continuation des faisceaux blancs cérébraux réunis à leur sortie du cerveau, sous la forme et le nom de *pédoncules cérébraux :* il est en même temps le commencement de la moelle épinière. Mais ce qui le caractérise, c'est l'entrecroisement de ces cordons qui se produit à son niveau. En effet, c'est dans le bulbe que les cordons blancs de l'hémisphère cérébral gauche passent à droite pour aller, à travers la moelle et par les nerfs, se distribuer dans la moitié droite du corps : inversement les cordons du côté droit du cerveau passent à gauche dans le bulbe et vont ainsi se rendre dans la moitié gauche du corps. C'est à cet entrecroisement qu'est due cette particularité, qu'une lésion de l'hémisphère gauche du cerveau produit ses désordres spéciaux dans le côté opposé, c'est-à-dire droit, du corps et réciproquement. Ainsi la destruction des centres moteurs ou de leurs cordons sous-jacents dans le côté droit du cerveau entraîne une paralysie proportionnelle dans le côté gauche du corps. Mais les cordons formés par les faisceaux moteurs restent toujours en avant et les cordons sensitifs en arrière.

Et nous retrouverons cette disposition dans la moelle : avant d'y arriver, nous devons signaler la présence dans le bulbe de noyaux de substance grise qui sont l'origine de nerfs importants. La destruction de ces noyaux gris entraîne des paralysies graves et souvent mortelles. C'est au niveau de l'un de ces noyaux

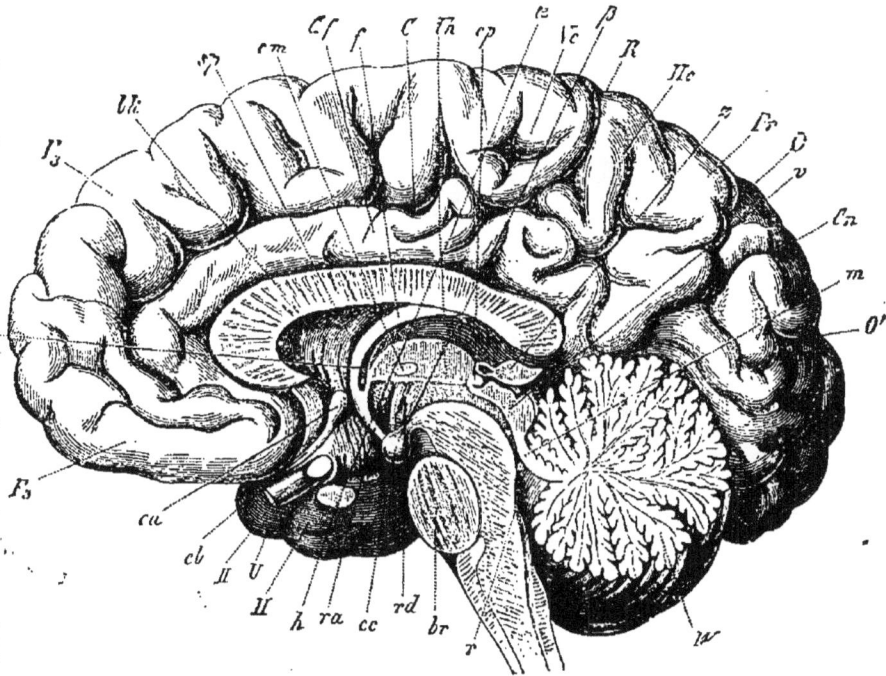

Fig. 10. — Coupe médiane de l'encéphale.
Circonvolutions. — Corps calleux. — Cervelet et bulbe.

que se trouve le fameux *nœud vital* de Flourens, dont la simple piqûre produit la mort par arrêt brusque des fonctions respiratoires et circulatoires.

Cervelet. — Nous n'insisterons pas sur le cervelet, sorte de petit cerveau également partagé en deux hémisphères, constitués de substance grise et de

substance blanche, situés au-dessous du cerveau, en
arrière et immédiatement au-dessus du bulbe et terminés comme le cerveau par deux pédoncules dits céré-
belleux, qui ne sont autre que la continuation de ses
faisceaux de substance blanche. Le rôle et les fonctions précises de cet organe ne sont pas encore suffisamment déterminés. On suppose qu'il préside surtout aux phénomènes de la coordination des mouvements et du maintien de l'équilibre.

CHAPITRE V

La moelle et les nerfs périphériques.

Comme dans le cerveau et le bulbe, il y a là des faisceaux de substance blanche et des agglomérations de substance grise. Mais ici, c'est la substance blanche qui forme la couche superficielle; la substance grise est au centre.

Les faisceaux blancs de la moelle ne sont autres que des cordons de tubes nerveux affectés à la motricité volontaire et à la sensibilité. « En avant, marche, » telle est la formule consacrée pour indiquer que les cordons moteurs descendus des régions motrices du cerveau se trouvent situés en avant : en effet, ce sont les *cordons dits antéro-latéraux* de la moelle qui sont atteints dans les lésions motrices du cerveau, et qui donnent lieu à des désordres moteurs s'ils sont primitivement lésés.

Les cordons postérieurs de la moelle paraissent, au contraire, destinés à transmettre les impressions des formes variées de la sensibilité : les lésions de la région postérieure de la moelle entraînent des désordres et des altérations des sens musculaire, thermique, douloureux et tactile.

Au centre de ces cordons blancs se trouvent deux foyers symétriques de substance grise appelés *cornes antérieures et cornes postérieures*. Les foyers gris antérieurs jouent assurément un grand rôle dans la

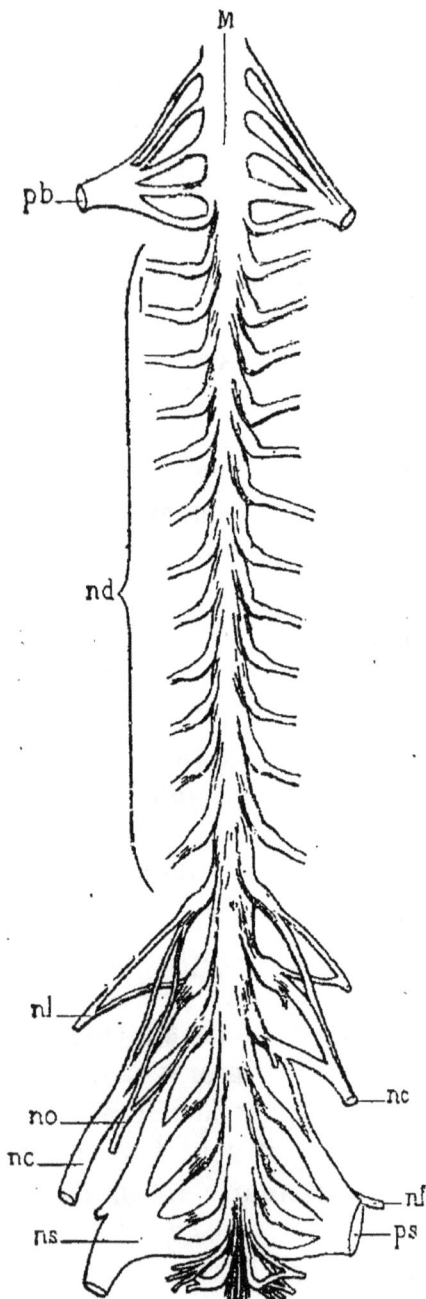

Fig. 11. — Aspect général de la
moelle épinière et des nerfs qui
en partent.

M. cordon médullaire. — *p. b.*. plexus
brachial (nerfs du bras). — *n. d.*, nerfs
dorsaux (intercostaux, thoraciques et abdo-
minaux). — *n. l.*, nerfs lombaires. — *n. s.*,
nerf sciatique.

nutrition des muscles,
puisque leur destruc-
tion isolée a pour con-
séquence l'atrophie pro-
gressive de ces muscles.
Les foyers gris posté-
rieurs jouissent plutôt
de fonctions sensitives,
puisque leurs lésions
s'accompagnent de trou-
bles variés des diverses
sensibilités.

Mais ces foyers de
substance grise dont la
superposition forme de
véritables colonnes oc-
cupant le centre de la
moelle sont aussi le
point de départ de mou-
vements musculaires
réflexes pour les diffé-
rentes régions du corps
auxquelles ils envoient
des nerfs spéciaux.

Ces mouvements ré-
flexes sont des mouve-
ments provoqués spon-
tanément, automati-
quement par une sen-
sation non perçue, c'est-
à-dire qui n'a pas monté
jusqu'au cerveau. C'est
une nouvelle, venue
d'un poste périphérique
quelconque, à laquelle

répond de suite l'ordre et le mouvement approprié sans que la station centrale cérébrale ait été prévenue. La station centrale est, dans ce cas, la substance grise de la moelle épinière. Il y a donc sur tout le trajet

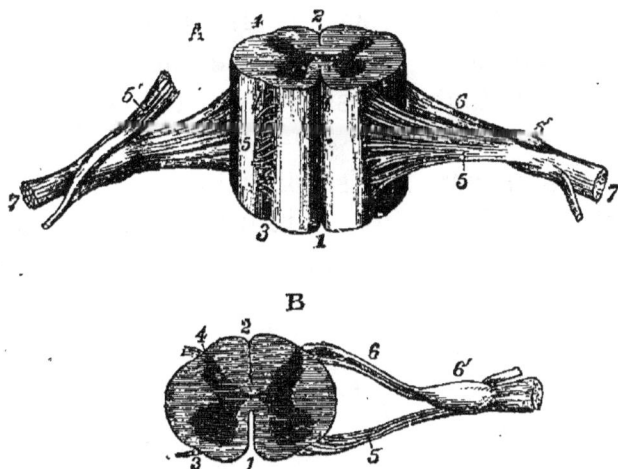

Fig. 12 et 13. — Coupe transversale de la moelle.
2 et 3, substance blanche. — 4, substance grise, cornes antérieures et postérieures. — 5 et 6, racines des nerfs rachidiens.

de la moelle une série de *petits cerveaux sensitifs sans conscience et moteurs sans volonté* qui font à la fois la demande et la réponse, sans que le cerveau conscient s'en soit occupé.

Nerfs périphériques.

C'est de la moelle épinière et sur tout son trajet que s'échappent la plupart des cordons nerveux appelés *nerfs périphériques*, véritables fils télégraphiques distribués dans toutes les régions du corps. Ces nerfs peuvent être exclusivement *moteurs*, c'est-à-dire chargés exclusivement de conduire l'influx qui produit le mouvement musculaire; ils peuvent être exclusivement *sensitifs*, c'est-à-dire chargés de transmettre les impressions venues du dehors ou des viscères aux centres de sensation et de perception ; enfin ils peuvent être *mixtes*, c'est-à-dire chargés de transmettre à la fois le mouvement et l'impression sensitive; mais dans ce cas encore, les fibres chargées de ces deux fonctions différentes ne sont qu'associées l'une à l'autre, tout en restant fonctionnellement distinctes.

Ces cordons nerveux se distribuent dans tout le corps en se subdivisant à l'infini et constituent un vaste réseau de fils télégraphiques, qui sont toujours,

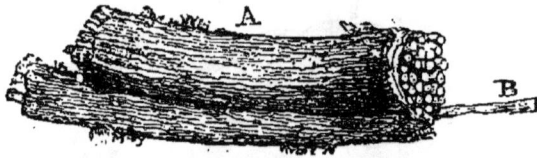

Fig. 14. — Portion de nerf périphérique, la section de ce cordon montre que ce nerf est formé de la réunion de tubes nerveux contenus dans une même gaine, et rappelle la constitution des câbles télégraphiques.

dans l'état normal, en vibration permanente, pour distribuer la force musculaire et recueillir et transmettre les impressions du monde extérieur.

Les nerfs périphériques peuvent être divisés en *nerfs craniens* et *nerfs rachidiens*, selon qu'ils sortent du crâne ou de la colonne vertébrale.

Les principaux nerfs craniens sont d'abord les nerfs sensoriels, *olfactif*, *optique*, *auditif* et *gustatif*, qui apportent directement au cerveau les impressions des sens de l'odorat, de la vue, de l'ouïe et du goût; puis les nerfs moteurs des yeux et des paupières, de la face et des oreilles, du front, des maxillaires et du cou, en un mot de tous les muscles de la tête et du cou soumis à l'action de la volonté : ces nerfs s'appellent le *trijumeau*, le *grand hypoglosse*, le *facial*, le *spinal*, etc. :

ils peuvent être tous le siège de névralgies souvent
très douloureuses, ou d'anesthésies et de paralysies
plus ou moins graves. (V. fig. 4, p. 10, le trajet de ces
principaux nerfs.)

Les nerfs rachidiens sortent de la colonne vertébrale par des trous situés entre chaque vertèbre (la
colonne vertébrale est en effet composée d'une série
d'os superposés appelés vertèbres) : il en sort deux en
avant et deux en arrière, au niveau de chaque articulation vertébrale. Ces nerfs se réunissent ensuite

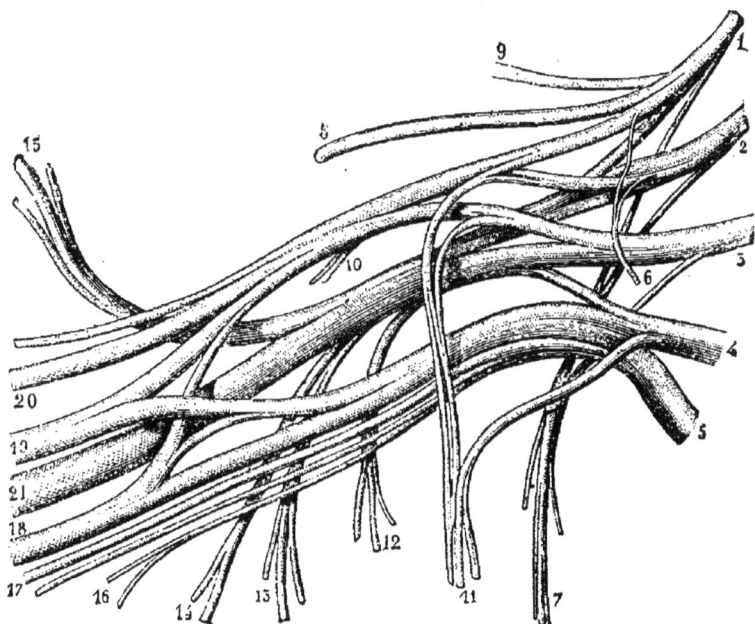

Fig. 15. — Entrelacement de nerfs périphériques formant le
plexus brachial (nerfs du bras)

pour former des plexus, c'est-à-dire des entrela-
cements de cordons nerveux où se forment et d'où
partent les nerfs mixtes destinés à la motilité et à la
sensibilité de toutes les régions du corps : nerfs
moteurs des muscles de la poitrine et des bras, des
muscles de l'abdomen et des membres inférieurs, nerfs

sensitifs apportant dans la moelle et au cerveau toutes les impressions recueillies dans toutes ces régions.

Ces nerfs peuvent être également le siège d'accidents névralgiques ou paralytiques.

Le système nerveux de la vie de relation est donc universellement répandu dans tout le corps : on peut en constater la présence dans tous les tissus qui contiennent les plus fines terminaisons nerveuses ; il apporte ainsi partout aux muscles le mouvement volontaire ou réflexe, c'est-à-dire conscient ou inconscient, nécessaire au bon fonctionnement des organes ; il puise partout, jusqu'au plus profond de notre être, les moindres vibrations sensationnelles pour les porter ensuite aux postes centraux d'observation et de réponse, le cerveau et la moelle.

CHAPITRE VI

Le grand sympathique.

(Système nerveux de la vie végétative.)

Le grand sympathique, sans constituer un système à part, offre une organisation spéciale, qui l'a fait pendant longtemps considérer comme indépendant du reste du système nerveux. D'ailleurs les fonctions de nutrition, ou végétatives, auxquelles il paraît être spécialement attaché et qu'on séparait autrefois si catégoriquement des fonctions de relation, avaient également contribué à lui créer cette apparente indépendance.

Il est représenté par une série de ganglions ou petits noyaux de substance grise, reliés les uns aux autres par des filaments nerveux. Ces ganglions et nerfs sont situés dans la poitrine et l'abdomen où les plus importants sont disposés en une sorte de chaîne ou de chapelet, situés de chaque côté et en avant de la colonne vertébrale.

Ils forment ainsi, de chaque côté, un long cordon nerveux composé de ces ganglions échelonnés les uns au-dessus des autres et reliés entre eux par de multiples filaments nerveux.

D'autres ganglions sont situés au sein même des viscères, et c'est à tout cet ensemble de ganglions et de nerfs formant un réseau nerveux qui enserre dans ses mailles tous les organes, viscères et vaisseaux,

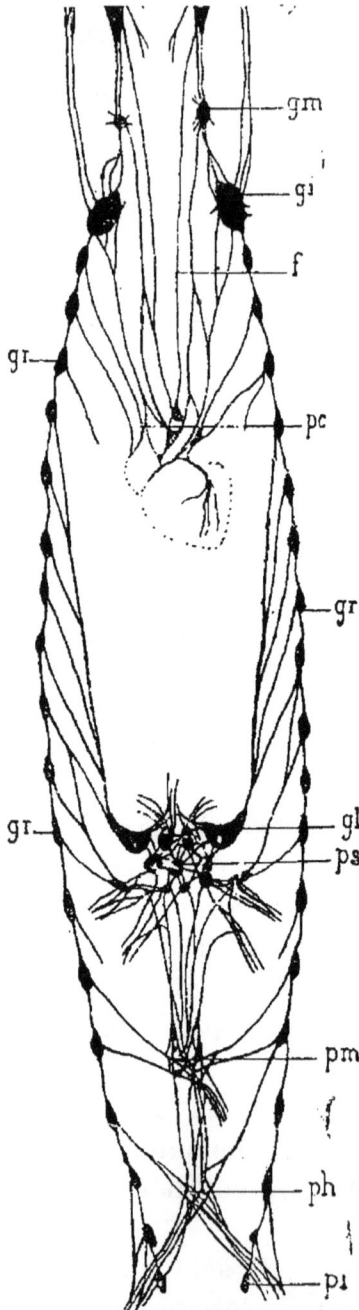

Fig. 16. — Système du grand
sympathique.

auxquels il se distribue,
qu'on donne le nom de *système du grand sympathique.*

Mais ce système n'est pas
absolument isolé : il est
directement relié au cerveau, au bulbe et à la
moelle par une série de
racines nerveuses qui puisent vraisemblablement
leur influx dans ces différentes régions de l'axe cérébro-spinal.

Ces racines aboutissent
aux ganglions sympathiques d'où partent les branches nerveuses destinées
aux organes et viscères
desservis par le grand sympathique.

Le mode de fonctionnement de ce système est
exactement le même que celui de la moelle épinière :
c'est une affaire d'échanges
sensitifs et moteurs entre
les viscères et les ganglions.

Des viscères (cœur, poumon, estomac, foie, etc.)
partent des sensations le

g. m., ganglions cervicaux. — *p. c.*, plexus
du cœur. — *g. r.*, ganglions rachidiens.
— *p. s.*, plexus solaire pour les fonctions
de l'estomac et des intestins.

plus ordinairement inconscientes qui apportent aux ganglions les nouvelles de l'état viscéral; et de ces ganglions partent les mouvements en rapport avec les exigences de cet état.

L'estomac a faim : il en fait part au centre nerveux chargé d'éveiller l'idée de l'appétit. L'idée s'est transformée en acte et l'estomac a reçu l'aliment; alors l'impression provoquée par l'arrivée de l'aliment dans l'estomac, met en branle les ganglions et nerfs chargés de provoquer la sécrétion des sucs digestifs.

Le poumon manque d'air : cette sensation viscérale est télégraphiée au centre respiratoire, qui met en mouvement toutes ses batteries pour donner plus d'énergie, plus d'ampleur et plus de fréquence aux inspirations.

Le sang manque d'oxygène, et le centre circulatoire, prévenu de cette condition fâcheuse, stimule les contractions cardiaques qui redoublent de puissance et de vitesse, pour faciliter l'oxygénation.

Tous ces actes de sensations et de mouvements viscéraux se font par le grand sympathique, comme dans la vie cérébro-spinale, à l'aide de nerfs sensitifs et moteurs et de centres de sensation et d'excitation motrice. Mais tous ces actes se font automatiquement, spontanément, sans conscience, ni volonté; ils rentrent tous dans la catégorie des actes réflexes et tous ils contribuent à l'ensemble des fonctions nutritives ou végétatives, confiées aux viscères de la poitrine et de l'abdomen.

C'est en effet du grand sympathique surtout que relèvent la respiration, la circulation, la digestion, l'assimilation des aliments, les sécrétions et l'excrétion des déchets nuisibles à la santé. Il mérite donc bien à ce point de vue le nom de nerf végétatif.

Toutes ces fonctions sont sous la dépendance des

plexus et ganglions sympathiques : on rencontre ces plexus et ces ganglions dans les poumons et le cœur, autour des vaisseaux, dans tout l'appareil digestif et dans toutes les glandes à sécrétion.

Or, comme tous ces ganglions et filets nerveux sont reliés entre eux par une série d'anastomoses inextricables, il en résulte une sorte d'unité des actes de la vie nutritive et végétative qui expliquent l'unité indissoluble de la santé, c'est-à-dire de la nutrition normale.

CHAPITRE VII

Unité du système nerveux.

Unité anatomique du système nerveux. — Raisons anatomiques de l'influence réciproque du physique et du moral.

En réalité, les viscères sont tous dans un état de dépendance réciproque qui fait que, si l'un d'eux devient malade, tous les autres s'en ressentent. Aussi n'est-il pas étonnant d'observer des retentissements de l'un sur l'autre et de voir une affection du cœur ou du poumon s'accompagner de désordres de l'estomac ou du foie et réciproquement. Tout se tient et s'enchaîne dans cette organisation si complexe et il suffit du mauvais fonctionnement d'un seul rouage pour déranger toute l'harmonie de la machine. Et cela, grâce au système nerveux qui est le point de départ et l'aboutissant de toutes ces fonctions végétatives.

D'autre part, le grand sympathique se rattache par ses racines mêmes au système nerveux de la vie de relation. Dès lors, on peut expliquer les rapports qui existent entre les troubles de la vie organique et ceux de la vie intellectuelle. C'est là qu'est le secret de l'antique mystère qu'on appelait l'*influence réciproque du physique et du moral*.

On a observé, de tout temps, le rôle qu'exercent les émotions et situations morales sur la santé physique ordinaire. « *Mens sana, in corpore sano* » : il faut, disait-on, un corps sain pour un esprit sain. Les troubles digestifs, les palpitations de cœur, les étouffements et angoisses respiratoires, les altérations générales de la nutrition, certaines lésions anatomiques mêmes, peuvent se développer sous l'influence d'actions morales diverses.

Il y a donc une correspondance formelle, une connexion étroite entre les phénomènes de la vie de nutrition et les phénomènes de la vie de relation, grâce aux relations anatomiques des deux systèmes nerveux, *cérébro-spinal et grand sympathique*, celui-ci provenant de celui-là et le premier réagissant sur le second.

En réalité, il n'y a ni physique ni moral isolé l'un de l'autre et fonctionnant indépendamment : il n'y a qu'un seul et même système nerveux présidant, dans chaque individu, à tous les phénomènes qui composent sa vie, tant de relation avec le monde extérieur que de végétation.

Nous ferons mieux comprendre encore cette unité de la vie nerveuse et le rôle important sinon prédominant qu'elle joue dans la production des maladies, en étudiant les conditions organiques des diverses fonctions nerveuses que nous venons de passer en revue et en montrant comment elles sont toutes liées les unes aux autres, fonctionnant toutes proportionnellement et simultanément, se résumant toutes dans une seule et même manifestation vitale, le mouvement vibratoire.

SECTION DEUXIÈME

FONCTIONS

COMMENT FONCTIONNE LE SYSTÈME NERVEUX; CONDITIONS
ORGANIQUES ET CONSÉQUENCES DE CES FONCTIONS

Le phénomène primitif et essentiel de toute fonction nerveuse est l'*excitation*. Cette excitation peut
venir du dehors : c'est l'impression du monde extérieur sur les éléments nerveux périphériques, c'est-
à-dire sur la peau et les divers organes des sens,
l'œil, l'oreille, etc. Ces excitations par impression du
monde extérieur sont le point de départ des actes de
la vie de relation : c'est par elles que se font les sensations, que se forment les images, que s'acquièrent
les idées ; les associations d'idées engendrent à leur
tour les raisonnements qui aboutissent à la détermination consciente et à l'acte volontaire. Et c'est ainsi
que se constitue l'évolution des actes de sensibilité,
d'intelligence et de volonté.

Grâce aux remarquables études dont M. le Dr Féré a
exposé les résultats techniques dans ses deux livres
Sensation et mouvement et *Dégénérescence et criminalité* [1], nous savons assez exactement aujourd'hui
quelles sont les conditions matérielles qui accompagnent ces différents actes de la vie nerveuse et
nous allons les exposer rapidement pour en tirer
les conclusions hygiéniques qui s'y rattachent.

(1) *Bibliothèque de philosophie contemporaine*, Paris, F. Alcan.

CHAPITRE PREMIER

Influence des excitations extérieures.

Impressions et sensations. — Vue. — Ouïe. — Goût. — Odorat.

Des expériences précises, faites à l'aide d'instruments mathématiques, établissent que toute impression, toute excitation venue du monde extérieur met en branle l'organisme tout entier, augmentant sa tonicité musculaire générale, amplifiant et dilatant son énergie et sa capacité circulatoires et respiratoires, exagérant ses sensibilités générale et spéciale, activant ses sécrétions, ébranlant en un mot toutes les activités vitales de l'organisme.

Mais ces expériences prouvent également qu'*à toute excitation correspond un épuisement proportionnel* et c'est là que se trouve l'enseignement hygiénique de ces notions physiologiques.

Nous allons entrer dans quelques détails qui rendront plus compréhensibles ces phénomènes généraux de l'excitation et de l'épuisement dans les fonctions ordinaires du système nerveux.

Sens de la vue.

Si nous analysons, par exemple, les excitations du *sens de la vue*, voici ce que nous observons : à l'occasion de toute sensation visuelle, la force musculaire s'exagère. Ainsi, admettons qu'une personne qui serre un dynamomètre (instrument destiné à mesurer la force de pression) atteigne, à l'état normal de repos, le chiffre 23 ; si l'on fait passer devant ses yeux des rayons lumineux verts, elle atteindra le chiffre 28 et si l'on fait passer des rayons rouges, elle montera jusqu'au chiffre 42. Ces excitations lumineuses produisent donc immédiatement un déploiement de force musculaire et il est curieux d'observer que cette exagération de la force dynamométrique est proportionnelle à l'intensité des vibrations lumineuses qui frappent le regard. « Les couleurs peuvent être classées au point de vue de leur action dynamogénique (c'est-à-dire excitante), dans le même ordre que les couleurs du spectre solaire. » C'est le bleu et le violet qui sont les moins excitants, ils ne produisent que 24, le vert fait monter à 28, le jaune à 30, l'orangé à 35, enfin le rouge à 42 : le rouge est donc la couleur la plus excitante et, par suite, la plus fatigante. Cette couleur paraît être celle qui est la première perçue par les enfants, et on sait qu'elle produit beaucoup d'effet sur certains animaux. Ces qualités diversement excitantes des sensations lumineuses sont d'ailleurs utilisées dans la thérapeutique des maladies mentales. On a construit des cellules à parois peintes en rouge et à vitraux de même couleur pour relever l'abattement et la dépression de certains états mélancoliques ; on enferme au contraire les maniaques excités dans des chambres à tentures bleues où ne pénètrent que des rayons bleus ou violets.

L'excitation produite par les sensations colorées ne retentit pas seulement sur l'énergie musculaire : à l'aide d'un instrument, le plétismographe, on constate une augmentation notable du volume des membres par exagération momentanée de l'activité circulatoire et cette suractivité de la circulation est également proportionnelle à la quantité d'excitation produite par les diverses couleurs. Il en est de même encore pour les actes respiratoires : sous l'influence des excitations lumineuses, les mouvements respiratoires augmentent de fréquence et d'amplitude et le pneumographe enregistre mécaniquement l'ampleur et la fréquence des inspirations.

Enfin on observe également une plus grande abondance des sécrétions, une exagération de la tension électrique normale du corps humain, en un mot une excitation générale de tout l'organisme et cela, à l'occasion d'une simple excitation d'un seul sens, la vue.

Sens de l'ouïe.

Or, les mêmes phénomènes se reproduisent exactement et dans les mêmes conditions, pour toutes les autres excitations sensorielles. S'agit-il de l'ouïe ? « Les sons ont une action excitante, qui varie avec leur intensité et leur hauteur » et si l'excitation dépasse une certaine mesure, l'épuisement se produit. Ainsi, pendant que vous écoutez deux gammes ascendantes au piano, votre force dynamométrique s'élève progressivement, l'énergie et la fréquence de vos respirations et de votre pouls augmentent proportionnellement, puis l'ascension graduelle de cette excitation générale s'arrête et alors même que le piano monte aux gammes supérieures, votre organisme redescend plus ou moins brusquement au chiffre normal de sa tonalité ordinaire et même au-dessous : tel est l'effet de l'épuisement. Et il ne s'agit là que d'impressions auditives simples : les impressions auditives combinées, harmoniques, revêtant la forme triste ou gaie, selon les souvenirs qu'elles évoquent et les émotions qu'elles produisent, donnent lieu à des phénomènes plus complexes et plus accusés de dépression ou d'excitation ; c'est le rôle des émotions agréables d'augmenter l'énergie dynamique, alors que les émotions pénibles la diminuent. De ces observations aux applications hygiéniques et thérapeutiques qu'on en peut déduire pour l'éducation musicale et le traitement par la musique de certains états mentaux, il n'y a qu'un pas.

Sens du goût et de l'odorat.

Les *sensations du goût et de l'odorat* n'échappent pas à cette loi générale : les saveurs fondamentales peuvent être également classées suivant une gamme dynamogénique analogue à celle des couleurs. Si l'on prend un sujet qui donne un effort de pression de 24 kilogrammes au dynamomètre et qu'on lui fasse goûter du sucre, aussitôt l'excitation produite par la saveur sucrée augmentera sa force jusqu'à 29, le sel jusqu'à 33 et le sulfate de quinine jusqu'à 39.

Les excitations combinées du goût et de l'odorat sont encore plus puissantes et c'est vraisemblablement ce qui explique l'action tonique rapide produite par le bouillon auquel la chimie reconnaît si peu de qualités nutritives. C'est encore à cette excitation qu'il faut attribuer en grande partie l'action stimulante des divers apéritifs et du tabac. Le tabac détermine en effet une augmentation notable de l'énergie dynamométrique et de la suractivité circulatoire et respiratoire et « l'habitude de fumer, si elle comporte, par son excès, des accidents ultérieurs, possède du moins une utilité immédiate en provoquant une excitation générale relativement importante ». Il en est de même enfin pour la plupart de ces excitants du goût, dont on abuse tant aujourd'hui, le thé, le café, etc., qui n'ont que trop souvent les inconvénients de leurs avantages, en produisant l'épuisement à la suite de leurs excitations trop souvent répétées.

L'excitation de chacun de ces sens retentit donc sur tout l'organisme en général ; mais elle retentit souvent en outre d'un sens sur l'autre. C'est ainsi qu'une excitation du sens de la vue peut réveiller une sensation auditive, et réciproquement. On a dans ce cas ce qu'on a appelé le *phénomène de l'audition colorée*. Un individu voit une couleur déterminée en même temps qu'il entend un son déterminé, et c'est toujours la même couleur qu'il voit pour le même son qu'il entend. C'est en effet que toutes ces sensations sont de simples vibrations nerveuses, provoquées par une vibration extérieure et qu'elles sont toutes proportionnelles à la vibration ou excitation extérieure qui les a produites. Chez les aliénés et les alcooliques, l'excitation du sens de l'ouïe, un bruit par exemple, peut réveiller une hallucination de la vue. N'arrive-t-il pas même, chez les gens équilibrés, qu'une sensation simple en rappelle toute une série d'autres, que l'odeur d'un parfum rappelle souvent la vision nette de celle qui le portait et des lieux où on l'a rencontrée ?

En résumé donc, toute sensation perçue s'accompagne d'une excitation générale de l'organisme dans toutes ses manifestations.

Mais cette mise en jeu de toutes les activités vitales ne se fait pas seulement à l'occasion d'une sensation perçue : elle se fait encore sous l'influence de la moindre impression périphérique, ou de l'irritation d'organes naturellement ou maladivement insensibles. L'action dynamogénique ou excito-motrice des rayons colorés se fait aussi bien sentir à travers l'œil d'un hystérique aveugle qui ne perçoit aucune sensation lumineuse : de même certaines excitations non perçues des organes internes produisent une exagé-

ration de la force musculaire, bien qu'elles n'aient
pas été senties.

On peut donc affirmer que toute action du monde
extérieur sur les extrémités terminales du système
nerveux, toute impression ou excitation périphérique,
quelle qu'elle soit, perçue ou non, consciente ou non,
détermine un ébranlement général de l'organisme
tout entier, qui se traduit par toute une série de phénomènes physiques, proportionnels à l'excitation, dont
les principaux sont : augmentation de la force musculaire, exagération de l'amplitude et de l'énergie
des mouvements circulatoires et respiratoires, augmentation de la tension électrique, élévation de la
température, exagération des sécrétions et des excré-
tions, réveil et mise en branle de toutes les sensibilités ;
en un mot, exagération générale de toute l'activité
physiologique.

CHAPITRE II

Influence des fonctions intellectuelles sur l'organisme.

« L'exercice momentané de l'intelligence provoque une exagération momentanée de l'énergie des mouvements volontaires (Féré). » Et nous n'aurions là encore qu'à répéter tout ce que nous venons de dire à propos des excitations venues du monde extérieur, c'est-à-dire des impressions et perceptions sensorielles.

De même les excitations intérieures du travail intellectuel, de l'attention, du raisonnement, etc., sont le point de départ de phénomènes excito-moteurs qui retentissent sur toutes les fonctions de l'organisme. Voici quelques faits à l'appui de cette opinion.

« Les actes psychiques et volontaires coïncident avec une élévation de température du cerveau et produisent une déviation notable de l'aiguille du galvanomètre. » « L'activité cérébrale est caractérisée par une plus grande rapidité des échanges nutritifs dans la substance nerveuse et par une élimination plus abondante des déchets organiques (Féré). »

Enfin, sous l'influence du travail intellectuel, on observe une augmentation de volume des membres et parallèlement une exagération de la force musculaire. Mais on observe inversement une diminution de volume des membres, un affaiblissement de la sensibilité et de l'énergie motrice à la suite de fatigues intellectuelles, de calculs compliqués, etc., chez des sujets peu habitués à ces exercices. Et l'on a pu dire avec raison que « la méditation affaiblit comme feraient des évacuations excessives. » Elle affaiblit par excès d'excitation.

Quant à la preuve de ces faits d'excitation générale produite par le travail intellectuel, on la trouve partout et les recherches faites à ce sujet ont même donné lieu à des observations intéressantes. Ainsi on a constaté que « chez les sauvages du Jardin d'Acclimation et chez les peuples non civilisés en général, l'effort de pression mesuré au dynamomètre est moindre que chez la plupart des Européens » ; chez les ouvriers dont la profession est exclusivement manuelle, cet effort est encore moindre que chez les ouvriers d'art dépensant moins de force musculaire, mais plus d'énergie intellectuelle ; enfin cet effort de pression est le plus considérable chez les sujets adonnés spécialement et presque exclusivement aux travaux de l'esprit. D'autre part, il est d'observation courante que, sous l'influence d'états psychologiques spéciaux tels que la colère ou le désir ardent, les efforts musculaires acquièrent une énergie inusitée ; et l'expérience établit que le moindre effort intellectuel exagère aussitôt la force dynamométrique : si l'on prend, par exemple, un sujet à l'état de repos, il suffit de le faire lire quelques instants, même sans prononcer, ou d'exercer son attention en lui parlant, pour augmenter d'un sixième et même d'un quart son énergie de contraction musculaire : s'il marquait 45 au début de l'expérience, il montera à 52 et au delà après quelques minutes d'exercice mental.

On pourra de même constater que ses membres augmentent de volume, que ses mouvements respiratoires sont plus amples et plus fréquents, en un mot que tout l'organisme participe à cet effort, à cette excitation purement psychique.

3.

CHAPITRE III

Fonctions motrices. — Mouvements volontaires.

Si, au lieu de faire lire le sujet en expérience, sans prononcer les mots, on le fait lire à haute voix, il s'ajoute alors un phénomène de mouvement volontaire, nouvelle excitation motrice qui double les effets de l'exercice intellectuel pur, et la force dynamométrique du sujet s'augmente d'autant. C'est qu'en effet, la mise en jeu de l'activité motrice du cerveau retentit, autant que toute autre excitation, ou fonction nerveuse, sur le dynamisme général des individus, et reproduit encore les mêmes phénomènes d'excitation générale et d'épuisement que nous avons déjà étudiés. « Si, par exemple, on fait avec un pied sur une pédale les mouvements nécessaires pour mettre en marche une roue, on constate qu'après un petit nombre de tours, la force dynamométrique a augmenté d'un cin quième et même plus. » Nous venons de dire que l'exercice de la parole avait le même résultat : « Inversement l'excitation psychique provoquée par l'exercice de la parole est très nette chez certains névropathes qui se grisent en parlant (Féré.) » C'est vraisemblablement pour le même motif que les malades paralysés des mouvements de la langue, ou gênés pour trouver les mots, s'aident de certains gestes et se livrent à une mimique spéciale destinée à faciliter la parole ou à retrouver le mot qui leur échappe. C'est

encore, en raison de cette excitation psychique provoquée par les mouvements, qu'un certain nombre
d'individus se mettent instinctivement en marche
lorsqu'ils veulent concentrer les efforts de leur intelligence.

Or, il n'y a pas que les mouvements actifs volontaires qui produisent cette excitation musculaire et
psychique : les mouvements passifs eux-mêmes ont
les mêmes effets « sur des sujets sains, les mouvements passifs de flexion des doigts peuvent augmenter l'énergie de la pression de plus d'un quart ».

Enfin la vue seule du mouvement, ou la représentation mentale de mouvements ou d'actes déterminés
exercent une grande influence sur l'énergie de l'effort
musculaire. « La vue d'un mouvement fait par l'ex-
périmentateur donne au sujet en expérience la sensation que ce mouvement se fait chez lui, bien que le
membre reste immobile : et à ce moment où le mouvement est à l'état naissant, on peut constater que
l'énergie dynamométrique du sujet a augmenté d'un
tiers ou même de la moitié ; puis, si on poursuit l'expérience, on voit bientôt le sujet exécuter lui-même le
mouvement qu'il voit faire. »

Il y a là un phénomène auquel M. Féré a donné le
nom d'*induction psychomotrice* qui explique au mieux
la contagion de certains mouvements tels que le rire,
le bâillement et de certaines émotions, comme la
gaieté et la tristesse. D'autre part, l'histoire des épidémies spasmodiques (convulsionnaires, possédées, etc.)
montre combien chez les sujets névropathes, plus
impressionnables que les autres, la seule vue d'un
mouvement peut en provoquer l'exécution inévitable.

Ces observations et ces expériences ont, nous le
verrons plus tard, une grande importance au point

de vue de l'hygiène privée. Elles ne manquent pas non plus d'intérêt, au point de vue de l'hygiène sociale. « La nécessité du mouvement ou de l'acte quand la vue ou la représentation mentale de ce mouvement ou de cet acte est suffisamment intense, rend physiologiquement compte du rôle nocif de la presse, par les narrations ou les représentations figurées des crimes, des procès scandaleux, etc. (Féré) »

Mais, pour le moment, nous ne voulons retenir de ces études que les considérations générales qui ont part à l'excitation et à l'épuisement sous l'influence de toute espèce d'activité nerveuse, sensorielle, intellectuelle ou motrice volontaire. « Chaque fois qu'un centre nerveux entre en action, il détermine une excitation de tout l'organisme et toute excitation est suivie d'un épuisement proportionnel (Féré). »

Il nous reste maintenant à jeter un dernier coup d'œil sur les phénomènes de la vie végétative et à montrer qu'ils se font aussi dans une dépendance réciproque et absolue de la vie de relation. Le physique et le moral se confondent entièrement : chaque fois que l'un entre en vibration, l'autre vibre au même diapason.

CHAPITRE IV

Influence des émotions sur les fonctions de nutrition.

Nous venons d'exposer une série de faits qui établissent de la manière la plus évidente le retentissement des phénomènes intellectuels sur un certain nombre de phénomènes purement organiques : énergie musculaire, circulation et respiration.

L'influence des émotions morales est encore mieux établie ; car elle est connue depuis plus longtemps et elle est d'observation journalière.

Les émotions agréables augmentent l'amplitude des mouvements respiratoires et il arrive souvent qu'on s'écrie : « Enfin je respire! » après qu'un gros souci est passé. On éprouve au contraire une sensation de constriction de la poitrine et de serrement à la gorge quand il s'agit d'émotions désagréables.

Le pouls et la circulation générale sont également modifiés profondément par les émotions morales : « Le cœur cesse de battre », dit-on en langage figuré dans les émotions brusques et malheureuses. Les sécrétions traduisent elles aussi, à leur manière, les différents états émotifs de l'organisme moral. La sécrétion salivaire est souvent exagérée dans les émotions agréables : le désir d'une sensation de jouissance « vous fait venir l'eau à la bouche ». Au contraire, « on a la gorge sèche » dans les transes pénibles. Que dire de la sécrétion gastrique que tout le monde n'ait plus ou moins ressenti ? Le bien-être moral stimule l'appétit et facilite la digestion ; les préoccupations et les peines éteignent les désirs de la faim et paralysent les diges-

tions. Les états mélancoliques prolongés s'accompagnent de troubles digestifs marqués. La vésanie à
double forme, c'est-à-dire avec des périodes d'excitation et de dépression, fournit le curieux et caractéristique spectacle d'une alternance d'activité des
fonctions stomacales et de la nutrition générale, correspondant à l'alternance des troubles psychiques.

Et la réciproque est exacte! Aux périodes d'excitation
favorable de la vie purement physique correspondent
des périodes d'excitation et de bon fonctionnement de
la vie psychique. Aux périodes de périclitation de la
santé organique, d'affaissement général des forces, de
ralentissement de la nutrition correspondent des périodes de dépression morale et intellectuelle.

Le moral et le physique qu'on tendait tant à séparer
autrefois vont entièrement de pair : il n'y a pas de
manifestation intellectuelle, sensorielle ou volontaire
sans manifestation musculaire, circulatoire, respiratoire et nutritive mathématiquement correspondante.
Tout s'enchaîne et se relie étroitement pour ne constituer qu'une seule et même manifestation vitale dont la
modalité caractéristique est la vibration. Et quand un
des éléments de l'organisme vibre, quand un des fils
électriques est touché, tous les autres entrent en
vibration parallèlement et proportionnellement. Néanmoins, il y a des différences de vibratilité, selon les
individus, et les névropathes qu'on a, de tout temps,
appelé des impressionnables, sont en haut de l'échelle
dans la série des organismes essentiellement vibratiles.
La moindre impression périphérique, la moindre
excitation extérieure ou intérieure les met en branle et
le mouvement se répercutant et s'exagérant chez eux
avec la plus grande facilité, il en résulte pour eux
une prédisposition fatale à l'épuisement qui suit toute
excitation.

CHAPITRE V

Epuisement. — Plaisir et douleur.

Après avoir passé en revue les principaux phénomènes qui résultent immédiatement de toute mise en
action, de toute excitation du système nerveux, il est
nécessaire, au point de vue hygiénique surtout, d'en
faire ressortir les conséquences.

Nous avons déjà indiqué, en effet, qu'un certain
degré d'épuisement est la suite nécessaire d'une excitation quelconque. Rien n'est plus facile à comprendre
ni plus facile à observer; c'est un fait de notion
vulgaire que tout effort est suivi de fatigue. Et l'on
s'explique aisément que cette généralisation constante
à tout l'organisme des moindres vibrations nerveuses,
entraîne nécessairement une perte de forces proportionnelle. D'ailleurs, les instruments dont on se sert
pour mesurer les phénomènes de l'excitation enre-
gistrent avec autant de précision les phénomènes de
l'affaissement consécutif.

Nous avons déjà vu, à propos des sensations auditives, qu'on ne pouvait dépasser un certain degré
d'excitation sans observer bientôt un affaiblissement
plus ou moins rapide de la pression dynamométrique.
La fatigue cérébrale, de même que la fatigue musculaire, de même encore que le ralentissement des actes
nutritifs, s'accompagnent de diminution de l'énergie

musculaire, d'affaissement intellectuel et de ralentissement de toutes les activités vitales.

Or, avant d'aller plus loin dans cette étude, il n'est
peut-être pas inutile de faire remarquer l'analogie qui
existe entre l'excitation et la sensation de plaisir, de
même qu'entre l'épuisement et la sensation de douleur.
C'est qu'en effet « le plaisir et la douleur sont en corrélation avec l'énergie et la puissance du sujet » et si
au début toute excitation procure une sorte de bien-
être, toute excitation excessive, étant suivie de dépression devient pénible.

Il est d'autre part facile d'établir que « toute sensation de plaisir est excito-motrice et se résout le plus
souvent dans une sensation de puissance, alors que
toute sensation de douleur est dépressive et aboutit
à une sensation d'impuissance ».

Les émotions agréables, auditives ou autres et les
hallucinations agréables qu'on peut donner à certains
sujets exaltent notablement la puissance musculaire,
alors que les sensations pénibles la diminuent.

Les excitations qui provoquent une sensation agréable sont toujours accompagnées d'une augmentation
de tension musculaire qui se traduit souvent par une
érection générale de l'organisme tout entier ; et c'est
justement à cette érection qu'est due l'expression de
satisfaction qui se décèle non seulement dans l'aspect
de la face, mais encore par l'attitude du corps où domine l'extension. « On voit ainsi, dans les asiles, certains aliénés à idées de grandeur qui donnent bien
la représentation de l'attitude d'extension, tandis que
les mélancoliques et hypocondriaques présentent un
type d'affaissement musculaire, avec une attitude de
flexion des plus remarquables (Féré). »

Les excitations pénibles en effet, soit par leur intensité, soit par leur brusquerie, provoquent ordinaire-

ment un relâchement des membres inférieurs, si elles ne sont que désagréables; mais si elles sont franchement pénibles, elles s'accompagnent d'un affaissement musculaire dans tous les membres, d'une dépression du pouls et d'un relâchement des sphincters. On connaît depuis trop longtemps les effets d'une frayeur subite ou très vive pour que nous insistions davantage. Or tout cela se résume dans cet axiome de physiologie nerveuse : *épuisement par excès d'excitation; corrélation étroite et même dépendance absolue des phénomènes moraux et des phénomènes physiques.*

Et c'est encore en raison des qualités tonifiantes du plaisir que les émotions agréables, la joie se traduisent au dehors par l'épanouissement, la rougeur du visage, la saillie béate des globes oculaires, tous phénomènes d'augmentation de volume par suractivité circulatoire : la peur donne au contraire lieu à une sorte d'immobilité figée du visage, de rétraction et d'excavation des yeux. Les expressions populaires ont du reste consacré depuis longtemps la réalité de ces phénomènes : on dit en effet : « enflé par l'espérance, bouffi d'orgueil, enflammé de désir, etc. ». On dit inversement : « glacé d'horreur, transi d'effroi, atterré par la peur ». C'est la traduction en langage figuré des modifications circulatoires, thermiques et musculaires produites par ces émotions diverses.

Mais si le plaisir est tonifiant et si l'excitation est un plaisir, la douleur suit de près le plaisir parce que l'épuisement résulte fatalement de l'excitation.

L'épuisement consécutif à l'excitation est évidemment variable selon la quantité et la qualité de l'excitation reçue et aussi selon le degré de résistance du sujet qui la reçoit.

Une excitation primitivement forte, un choc brusque, une émotion violente peuvent aboutir au même degré de fatigue qu'une série de petites excitations répétées. Une impression morale violente peut donner lieu aux mêmes désordres nerveux qu'une série de petits chagrins ou de soucis continus.

D'autre part, ces émotions vives se manifestent surtout chez les prédisposés, c'est-à-dire chez des sujets dont la faiblesse physique s'est traduite dès l'enfance par une susceptibilité spéciale. Pourquoi ? Parce que la vibratilité spécifique de ces sensitifs, de ces émotifs, de ces impressionnables en un mot, est diminuée à la suite d'épuiséments acquis ou héréditaires, et qu'elle offre alors moins de résistance aux nouvelles et incessantes atteintes des vibrations extérieures ou intérieures, des excitations périphériques ou mentales.

Cette diminution accidentelle ou permanente de l'énergie vibratoire de l'organisme est dès lors appelée à jouer un grand rôle dans le développement et l'évolution des maladies chez ces névropathes.

Sous l'influence de nouvelles excitations et en raison des activités multiples qu'elles développent la névropathie ne peut que s'accentuer : et ces irritations qui, légères et rares, ne sauraient produire qu'une sorte d'exagération vitale et d'accroissement fonctionnel, pourront, si elles sont fortes et répétées, devenir de nouvelles causes d'épuisement.

Elles ouvriront ainsi la porte à toutes les autres manifestations morbides, voire même aux affections microbiennes, qui trouveront un terrain favorable chez les sujets de vibratilité, c'est-à-dire de vitalité générale amoindrie : on sait, en effet, que certains microbes subissent une influence fâcheuse des mouvements vibratoires et on observe souvent que la peur, phénomène d'épuisement, joue un grand rôle dans le choix que font les maladies épidémiques.

En somme, on peut considérer que l'épuisement et l'irritabilité névropathique, dus aux multiples excitations d'une vie trop active ou d'un sujet déjà fatigué, sont la principale souche des maladies nerveuses d'abord et même de la plupart des maladies communes.

Nous allons exposer maintenant quels sont les symptômes ordinaires de la névropathie, du nervosisme et des affections les plus fréquentes du système nerveux, afin qu'étant mieux prévenu contre elles, on soit plus entraîné à en éloigner les causes.

DEUXIÈME PARTIE

LES MALADIES NERVEUSES

CHAPITRE PREMIER
Le système nerveux et les maladies.

Rôle général du système nerveux dans la production des maladies.
Ce qu'il faut entendre par maladies nerveuses.

Le système nerveux qui est, comme nous venons de
le voir, à la tête de toutes les fonctions normales de
l'organisme, qui est mis en jeu dans toutes les manifestations de la vie animale ou végétative, qui préside,
en un mot, à toute la physiologie du corps humain,
doit évidemment jouer un rôle aussi important dans
la pathologie.

La pathologie n'est autre, en effet, qu'une modification, une altération de la physiologie, c'est le fonctionnement anormal de l'organisme accompagné de
modifications et d'altérations plus ou moins évidentes
de sa structure.

Et si l'on retrouve l'action nerveuse à côté de toute
fonction vitale, du moins dans l'organisme humain,
on peut admettre, en principe, qu'on retrouvera de
ême des accidents nerveux à côté de toute manifestation pathologique.

Toutefois, on ne saurait admettre que tous les désordres de la santé reconnaissent pour cause unique, exclusive et primitive, des troubles plus ou moins graves du système nerveux. Certains auteurs (Leven, *La Névrose*) ont poussé très loin cette prétention et pour eux toute la pathologie pourrait se résumer dans le mot Névrose : maladies de peau, bronchites, gastrites, cancer de l'estomac, tout proviendrait indistinctement et uniformément de l'irritation des centres nerveux.

Nous ne saurions généraliser l'influence du système nerveux à un tel point : sans doute toute maladie de n'importe quel organe et de n'importe quelle origine retentit sur le système nerveux et s'accompagne de troubles nerveux variés. Mais ce n'est pas une raison pour la faire venir du système nerveux lui-même. Sans doute encore certaines maladies de la peau, de l'estomac, du foie et des reins, certains troubles chimiques et anatomiques des fonctions nutritives (albuminurie, diabète, etc.) peuvent avoir pour raison d'être et point de départ une altération des centres nerveux ; mais il faut évidemment distinguer : le champ des maladies et des accidents nerveux est déjà suffisamment vaste pour ne pas l'encombrer encore des autres méfaits de la pathologie ordinaire. Le système nerveux a certes la part du lion : elle lui suffit largement ; il faut laisser aux microbes, aux traumatismes et aux intoxications la responsabilité qui leur incombe et quand ces autres causes de maladie mettent en jeu le système nerveux, ce n'est pas une raison pour le désigner comme le seul et le premier coupable.

Aussi réserve-t-on le nom de maladies nerveuses à celles dans lesquelles le système nerveux est primitivement ou exclusivement atteint.

Maladies nerveuses donc, celles dans lesquelles des troubles variés du cerveau, de la moelle ou des nerfs existent à l'état prédominant sinon exclusif, reconnaissant pour cause un désordre de fonction et une altération de structure de ces divers organes.

Maladies nerveuses encore celles dans lesquelles des troubles variés de la nutrition, de la respiration, de la circulation, ou des sécrétions reconnaissent pour point de départ et n'ont d'autre raison d'être que les désordres des centres nerveux qui président normalement à ces fonctions.

Nous n'avons pas la prétention de faire ici la description détaillée de tous ces troubles du système nerveux : nous insisterons cependant sur l'étude des états névropathiques et des principales névroses si fréquentes aujourd'hui; mais nous ne ferons qu'énumérer sommairement les autres types principaux des affections nerveuses.

Il nous a paru utile de jeter un coup d'œil d'ensemble sur ces maladies que les préceptes d'hygiène qui suivront peuvent empêcher, enrayer ou combattre avantageusement. Faire voir le mal, montrer le danger, c'est un des meilleurs arguments pour engager à l'éviter ; la crainte du mal est le commencement de la sagesse. Toutefois nous devons, avant de commencer, prévenir les névropathes que le danger existe souvent autant dans leur imagination que dans la fatalité du mal réel. Le craindre pour l'éviter, c'est bien ; mais s'en effrayer en l'étudiant et le croire près, c'est commencer à en subir l'atteinte.

CHAPITRE II

Les gens nerveux et le nervosisme.

Sous les noms divers de *névropathie*, de *nervosisme*, de *névrose*, de *cachexie nerveuse*, de *névrospasmie*, de *névropathie cérébro-cardiaque* ou *cérébro-gastrique*, on a décrit depuis quelques années une série d'états nerveux qui paraissent avoir été ignorés par les anciens auteurs.

Est-ce à dire que ces états nerveux soient de création récente et que le nervosisme ou la névropathie soient, comme on l'a dit, « la maladie du siècle » ?

Mais Hippocrate avait déjà signalé ces troubles nerveux multiples et protéiformes, « l'anxiété nerveuse, l'insomnie, le délire, les troubles de la vue, les tintements d'oreille, les vertiges, l'angoisse respiratoire, etc. ». Il avait également fait un saisissant tableau des troubles dyspeptiques avec caprices de l'appétit, bruits des entrailles, renvois, flatulences, rougeurs du visage, céphalalgie, sensations de picotement, affaiblissement musculaire général, etc., qui cadrerait merveilleusement aujourd'hui dans la description des phénomènes de la *neurasthénie*. Hippocrate avait donc connu et bien décrit ces désordres, mais sans les expliquer, ni les classifier.

Plus tard, Galien rattacha tous ces symptômes à l'hypochondrie, et Sydenham traita lui-même d'hystériques ou d'hypochondriaques tous les troubles nerveux qu'il observa.

Ces troubles nerveux remontent donc à la plus loin-taine antiquité; mais ils étaient incomplètement obser-vés et surtout mal interprétés. Tout s'expliquait par l'hypochondrie ou l'hystérie, quand il ne s'agissait pas d'intervention diabolique, de démonopathie. Les terribles épidémies de sorcellerie, de lycanthropie, de vampirisme, de théomanie, d'extase, de possession, etc., qui désolèrent le moyen âge, n'ont pas été en effet sans fournir un gros contingent aux maladies ner-veuses de cette époque.

C'est par centaines de mille que l'on comptait les névrosés de ce temps qui présentaient la plupart des phénomènes de la grande hystérie (extase, hallucina-tions, crises convulsives, etc.).

Il ne faudrait donc pas croire que les désordres plus ou moins graves du système nerveux qui sévissent aujourd'hui sont spéciaux à notre époque : ils ont existé de tout temps, plus graves même à ces périodes d'ignorance et de folles superstitions, mais peut-être moins nombreux et sûrement moins connus dans leur origine et leurs conséquences.

C'est assurément une des belles conquêtes de la médecine moderne d'avoir défriché ce champ si long-temps obscur des manifestations morbides de l'uni-verselle névrose, d'avoir établi des catégories, fixé des espèces, déterminé les responsabilités et indiqué, en remontant à leur source, les meilleurs moyens de les éviter et de les combattre.

Et la tâche était lourde : car d'un côté tout était con-fondu sous les exclusives et vagues dénominations de vapeurs, d'hystérie ou d'hypochondrie ; et, d'autre part, la fréquence croissante de ces désordres multipliait à l'infini les types les plus variés de la névropathie.

Aujourd'hui encore, en dehors des progrès immenses réalisés dans le domaine de la neuropathologie, il reste toute une série d'accidents nerveux mal caractérisés, que certains auteurs décrivent sous le nom de nervosisme, d'autres sous le nom de névropathie cérébro-cardiaque ou cérébro-gastrique, et que d'autres enfin rattachent aux manifestations de la neurasthénie ou de l'hystérie. Il faudra sans doute subdiviser à nouveau cette grande classe et chercher les espèces dans le genre, qu'il s'appelle nervosisme, neurasthénie ou hystérie.

Mais, pour le moment, peu importe à l'hygiéniste la classification nosographique de ces accidents nerveux, pourvu qu'il en sache reconnaître la valeur clinique et pronostique, pourvu qu'il en puisse formuler l'hygiène préventive et indiquer les meilleurs moyens de les combattre.

Nous ne nous arrêterons donc pas à discuter s'il s'agit d'une névrose spéciale, d'un type morbide défini, quel que soit le nom qu'on lui donne : nous nous contenterons de décrire, sous le nom de *Névropathies* les principaux symptômes de cet état maladif particulier du système nerveux.

Gens nerveux et névropathes.

Que faut-il entendre par ce mot « gens nerveux » ? On s'en sert communément aujourd'hui pour désigner toute personne atteinte d'accidents nerveux variés, plus ou moins graves, se traduisant par une excitabilité générale de l'organisme, qui aboutit rapidement à la fatigue et à l'épuisement.

Les gens nerveux sont, en somme, ceux chez lesquels les phénomènes nerveux que nous avons étudiés s'exagèrent à l'occasion de leur mise en jeu. Ce sont ceux chez lesquels la vibratilité propre de l'organisme étant diminuée, permet aux vibrations extérieures d'exercer toute leur influence d'excitation. Ce sont donc, avant tout, des hyperexcitables, des ir ritables, des impressionnables au premier chef et ils sont ainsi parce qu'ils sont moins résistants, plus accessibles aux impressions du dehors. Faiblesse et excitabilité, telle est la note caractéristique des gens nerveux.

A moins d'être des dégénérés, ils ont ordinairement l'intelligence vive, le regard éveillé, une mobilité excessive les mouvements brusques ou saccadés, la sensibilité générale exagérée, l'émotivité poussée à l'extrême; mais, en revanche, ils sont ordinairement incapables de grands efforts d'intelligence ou de volonté; ils se fatiguent vite et les émotions les épuisent facilement.

Par suite, ils sont plus exposés que les autres aux divers troubles et aux nombreuses maladies du système nerveux. Les gens nerveux sont donc, tout d'abord, des prédisposés : cette prédisposition, ou bien ils l'ont acquise par des excès de fatigue de tout ordre aboutissant à l'épuisement individuel; ou bien ils la tiennent d'une hérédité d'ancêtres qui avaient subi eux-mêmes l'influence de cet épuisement par excès de fonction.

Les gens nerveux ne sont donc pas, à proprement parler, des malades, mais des exposés à le devenir; et c'est pourquoi ils peuvent retirer grand profit de la connaissance exacte du mal qui les menace et des conditions qui l'engendrent, en même temps que des conseils hygiéniques que nous leur donnerons bientôt.

Dire de quelqu'un que c'est « un nerveux » ne veut donc pas dire que c'est un malade ; il n'a pas encore besoin de se soigner ; il lui suffit de se surveiller et de prendre des précautions.

CHAPITRE III

Névropathes et névropathies.

Les principaux accidents névropathiques. — Troubles intellectuels. — Désordres du mouvement et de la sensibilité. — Troubles des sens. — Troubles de la digestion, de la circulation, de
la respiration et de la génération.

Névropathies.

Mais à côté des gens simplement nerveux, et avant
d'entrer dans la catégorie des malades proprement
dits, il y a toute une série d'indisposés, atteints de
troubles nerveux plus ou moins graves et fugaces,
très variés, ne constituant pas toutefois des types définis et persistants d'une affection nerveuse déterminée.
A ceux-là qui ne sont, à proprement parler, ni hystériques, ni neurasthéniques, ni épileptiques, ni frappés
de lésions organiques, mais qui ont tantôt une névralgie, tantôt la migraine, tantôt de légers vertiges,
des troubles passagers de la sensibilité, de la courbature musculaire, des troubles dyspeptiques, des palpitations ou mille autres choses nerveuses, à ces
indisposés irréguliers qu'on ne peut encore classer
dans aucune catégorie morbide nous proposons de
donner le nom de *névropathes*. Ils le disent eux-
mêmes d'ailleurs : ils souffrent des nerfs. Ce sont
plus que des nerveux, ce ne sont pas encore des malades graves et bien déterminés.

Il n'y a là le plus souvent qu'une association plus

ou moins complexe de symptômes isolés et variables
selon les sujets, qu'il est préférable de décrire, sous
le même nom, en les étudiant dans les différentes
parties du système nerveux où ils peuvent se produire.

Principales manifestations névropathiques.

« Tant qu'ils sont à l'état de santé, l'individu ne se
doute pas de l'existence des centres nerveux : il sent
battre son cœur et perçoit les mouvements de sa poitrine, mais il ne sent pas son cerveau, ni sa moelle,
ni ses nerfs (Leven). »

Il n'en est plus de même lorsque ces organes nerveux sont irrités et l'une des premières manifestations
de leur malaise est la douleur. Nous avons vu du
reste que la douleur correspond à un affaissement de
l'état dynamique ; dès lors, rien d'étonnant qu'elle se
produise par l'irritation et l'épuisement du système
nerveux.

Elle se traduit dans le cerveau par des *maux de
tête* plus ou moins aigus et persistants, qui peuvent
aller jusqu'à l'accès de migraine ; la moelle se fait
sentir sous forme de *rachialgie*, par des douleurs dans
le dos ou au niveau des reins ; les nerfs périphériques
sont le siège de *névralgies* aussi diverses et aussi
nombreuses qu'il y a de nerfs, mais dont les plus fréquentes et les plus pénibles sont les névralgies sus-
orbitaire, faciale, les névralgies intercostales et scia-
tiques ; enfin le grand sympathique peut devenir le
siège de *viscéralgies* très douloureuses, depuis la
crampe d'estomac, jusqu'à la colique de miserere,
pour l'estomac, depuis les sensations simplement pénibles du foie, des reins et de l'utérus jusqu'aux crises
névralgiques de ces organes qui simulent les coliques

4.

hépatiques, les coliques néphrétiques et les coliques utérines. Ces névralgies diverses s'accompagnent en outre de désordres fonctionnels en rapport avec les organes douloureux.

a. — *Du côté du cerveau* ces troubles fonctionnels con_sistent en vertiges, étourdissements, obtusion plus ou moins durable des facultés psychiques, diminution de la puissance et de la qualité du travail intellectuel; la force d'attention, de réflexion et la mémoire dimi_nuent; la coordination des idées se fait mal; « les idées réglées et classées qui, dans l'état de santé, ne s'éveillent qu'à l'appel du moi conscient, surgissent alors d'elles-mêmes, voltigent en quelque sorte désor_données dans le cerveau et se présentent à l'esprit qui ne les appelle pas; les malades ne sont plus maîtres chez eux et ont peine à gouverner leur milieu intellec_tuel » (Leven). On observe également une grande irrita_bilité d'humeur et de caractère, une certaine perver_sion des sentiments affectifs, quelquefois des halluci_nations de l'ouïe ou de la vue, des troubles du langage, de la mélancolie et de la tristesse ou au contraire une gaîté exubérante presque déraisonnable.

Ces phénomènes d'agacement et d'irritabilité extrême sont d'une mobilité excessive et disparaissent souvent, pour revenir sous l'influence de la moindre diversion imprévue. Certains malades sont mécontents de ce qui les environne; ils s'attristent et se plaignent de tout; d'autres plus violents s'emportent au moindre prétexte et le bruit, la contradiction ou la moindre contrariété, déterminent chez eux de véritables accès de colère; on ne sait comment les satisfaire, car tout leur devient une occasion de manifester l'irritabilité de leur caractère; d'autres enfin pleurent sans motif au moindre reproche qu'on leur adresse sous l'influence de la plus légère émotion. Une belle partition de musique, le spectacle d'un enterrement leur font verser des larmes en abondance : inversement d'autres rient au moindre prétexte et trouvent même l'occasion de leur insouciante gaîté dans des circonstances ordinairement pénibles.

Il existe souvent une certaine exaltation du langage qui est rapide, incohérent et brusque ; d'autres fois, c'est une extrême réserve qui fait qu'on a de la peine à leur arracher leurs paroles.

Tous ces troubles des fonctions psychiques, émotives et sensorielles ne constituent pas cependant le plus souvent un état mental proprement dit bien inquiétant ; ils peuvent s'améliorer et disparaître sous l'influence d'une bonne hygiène : ce sont les véritables névropathies des maladies mentales et ils méritent bien le nom de *psychopathies* qu'on leur a donné.

b. — Les *accidents névropathiques des fonctions musculaires* et *sensorielles*, dont le point de départ peut être dans les régions du cerveau ou de la moelle affectées à ces fonctions, consistent également dans un affaiblissement général accompagné d'hyperexcitabilité.

Il existe une sorte de paresse musculaire, d'indolence, d'abattement, de nonchalance qui confinent les malades dans leur appartement, et par suite aggravent leur état. La marche devient alors de plus en plus pénible : tout effort, toute fatigue produisent de la courbature générale et même de la fièvre. On constate au dynamomètre une diminution notable de la force musculaire. Et cependant « qu'un danger les menace, qu'un plaisir les appelle et, sous l'influence de cette excitation, ces forces qui ne sont qu'engourdies se réveillent brusquement. On voit des femmes nerveuses, affaiblies au dernier point, quitter la chaise longue pour aller au bal, danser toute la nuit et revenir anéanties pour reprendre leur position horizontale au milieu des doléances les plus vives » (Bouchut).

Quand cet affaiblissement musculaire va jusqu'à la paralysie, ce qui n'est que trop fréquent, il ne s'agit plus là de névropathie simple : les malades sont entrés en plein dans l'hystérie, véritable maladie bien caractérisée.

Les *troubles névropathiques de la sensibilité* sont, ainsi que nous l'avons vu, les premiers à se manifester : les maux de tête, les douleurs de la colonne vertébrale, les névralgies des membres et des viscères s'accompagnent en outre de picotements, de fourmillements, de sensations de cuisson et de chaleur profonde dans les tissus, d'élancements continus ou intermittents. D'autres fois, ce sont des chatouillements, des démangeaisons ou une sensibilité exquise de la peau : la sensibilité normale des téguments peut au contraire être notablement diminuée; nous retrouverons ces altérations de la sensibilité dans l'hystérie sous forme d'hypéresthésies ou d'anesthésies caractéristiques et permanentes, alors qu'ici il s'agit de désordres essentiellement mobiles et beaucoup moins accusés.

c. — Les *troubles des sens* sont également assez fréquents : la vision peut s'affaiblir, se troubler, devenir douloureuse; il peut se produire de la vue double ou triple, des illusions et même des hallucinations visuelles, sans aucune altération matérielle de l'organe.

L'ouïe est plus rarement affectée : il s'agit alors de tintements, de bruits de cloche ou de cascade, de sifflements, d'un peu de surdité et d'hypéresthésie auditive qui fait que les malades entendent tous les bruits

de la rue et en sont comme poursuivis et incommo-
dés, enfin quelquefois des hallucinations ou des
obsessions de bruits ou de paroles.

L'odorat est souvent d'une grande susceptibilité
chez les névropathes qui souffrent, au point d'en tomber en défaillance, non seulement des odeurs de parfums qui frappent réellement leur odorat, mais même
d'odeurs imaginaires de soufre, de papier brûlé ou de
toute autre substance.

Quant aux altérations du goût, elles sont très
variables, mais aussi très fréquentes. Beaucoup de
névropathes ont l'appétit capricieux en raison des
caprices de leur goût ; ils ne trouvent rien de bon qui
puisse les satisfaire ; quelques-uns même ne trouvent
plus aux aliments leur saveur ordinaire, d'autres
éprouvent des répugnances spéciales pour certains
mets, ne pouvant tolérer la viande et lui préférant
certaines crudités, telles que les fruits non mûrs, les
salades fortement vinaigrées, etc., et, dans quelques
cas, des substances non alimentaires.

d. — Ces désordres du goût nous amènent directement à parler des *désordres viscéraux* qu'on observe
le plus souvent chez les névropathes, désordres des
centres nerveux de la vie végétative, c'est-à-dire du
grand sympathique.

Les premiers et les plus fréquents de ces désordres
sont ceux qu'on observe du côté de l'estomac. C'est en
effet l'organe qui paraît être atteint le plus directement par les modifications névropathiques des différents centres nerveux. Sans aller aussi loin que
M. Leven, qui considère le cancer stomacal comme
l'ultime résultat d'une irritation prolongée des ganglions nerveux de l'estomac, on peut dire que la plupart des troubles gastriques sont d'origine nerveuse.

Il est, en effet, d'observation journalière que les personnes nerveuses manquent souvent d'appétit, ou ont un appétit des plus capricieux. « Des malades n'ont aucune envie de manger ; tout leur répugne et ils restent volontiers sans prendre autre chose que des boissons et de petites quantités d'aliments pour lesquelles il faut souvent les contraindre. » Cette inappétence peut même aller très loin et compromettre la vie quand elle aboutit à ce qu'on appelle « l'anorexie hystérique », sorte de folie de l'estomac qui paralyse toute sensation de faim et empêche toute alimentation.

Puis le *gonflement après les repas* est un des premiers phénomènes de la dyspepsie d'origine névropathique : il paraît dû à une sorte de paralysie des fibres musculaires de l'estomac et non à la production de gaz ; il est le point de départ de sensations pénibles dont les malades se plaignent rapidement.

Le *spasme nerveux* de l'estomac, sorte de convulsion ou de contracture passagère, est moins fréquent ; il produit une sensation de constriction, de serrement ; quelquefois même il éveille l'idée d'une bête qui se promène dans l'estomac et le ronge. Cette sensation est, pour nombre de malheureux, le point de départ d'une véritable maladie imaginaire : ceux-ci s'imaginent en effet qu'ils ont le ver solitaire et le médecin réussit difficilement à les convaincre qu'il n'en est rien ; ils s'obstinent alors à suivre les conseils plus ou moins intéressés d'empiristes ou de pharmaciens qui leur vendent à outrance des médicaments vermifuges et ils aggravent ainsi leur mal en fatiguant l'organe déjà irrité par une série de médications intempestives et inutiles.

Ces spasmes de l'estomac s'accompagnent souvent de nausées et de régurgitations : c'est à eux qu'il faut attribuer les *vomissements nerveux* si fréquents et par-

fois si tenaces. Ils ne cèdent que rarement aux nombreuses médications imaginées pour les combattre.
Une bonne hygiène judicieusement appliquée peut
seule en avoir raison. Quelquefois un voyage, un
changement d'air ont semblé les arrêter, mais toujours ils ont reparu au bout de peu de temps.

La *dilatation de l'estomac* dont on a fait tant de bruit
depuis quelque temps et qu'on a rendu trop facilement responsable des nombreux troubles nerveux qui
l'accompagnent, n'est le plus souvent au contraire
qu'une manifestation névropathique elle-même simplement concomitante ou quelquefois dépendante d'autres
accidents nerveux ; elle appartient tout particulièrement à la seule des névropathies générales qui soit
bien délimitée, la neurasthénie. On rencontre encore
les émissions gazeuses et le hoquet parmi les troubles
de l'innervation de l'estomac. Mais de tous ces désordres
gastriques le plus pénible et peut-être le plus commun
est la *gastralgie* ou névralgie stomacale. Cette névralgie revêt ordinairement la forme de crises souvent
très douloureuses, se produisant avant ou après les
repas, s'accompagnant ou non de vomissements et
affectant quelquefois une périodicité assez régulière
dans leur apparition. Ce sont de véritables crises nerveuses de l'estomac que le repos absolu de l'organe
et de l'organisme tout entier réussit seul à faire disparaître.

Du côté de l'intestin il se produit aussi une série
de désordres purement nerveux qui n'en sont pas
moins gênants et moins importants à connaître. La
plupart des névropathes souffrent d'une *constipation*
opiniâtre : cette constipation alterne quelquefois
avec des poussées diarrhéiques et s'accompagne souvent de coliques sèches très douloureuses ou d'une
sensibilité exagérée de tout le ventre.

Ces malaises gastro-intestinaux, bien que simplement névropathiques, n'en altèrent pas moins gravement la santé générale par suite des troubles de nutrition qu'ils produisent.

Les accidents nerveux du système de la respiration appartiennent surtout à la catégorie hystérique : c'est la toux nerveuse, l'aphonie, les crises d'étouffement, la fausse angine de poitrine, etc.

Mais il n'en est pas ainsi des troubles de l'appareil circulatoire : les palpitations, un certain état de fièvre sèche et permanente, sont phénomènes assez communs chez les névropathes. Ceux-ci sont encore sujets aux syncopes que la seule vue du sang peut quelquefois déterminer. On constate même assez souvent des bruits de souffle cardiaques et vasculaires qu'on peut attribuer à l'état de chloro-anémie, qui accompagne si fréquemment les manifestations névropathiques.

Enfin les sécrétions et la nutrition générale peuvent être également modifiées sous l'influence d'un mauvais état nerveux.

Nous connaissons déjà les dyspepsies névropathiques : elles s'accompagnent évidemment d'une altération plus ou moins profonde des sucs gastriques et intestinaux : ces dyspepsies sont souvent flatulentes et les névropathes souffrent alors de renvois, de gonflement ou de ballonnement abdominal, toujours très incommodes, souvent très douloureux.

Les urines peuvent être aussi altérées dans leur qualité ou leur quantité : on sait aujourd'hui qu'il y a des glycosuries ou diabètes et des albuminuries simulant une lésion rénale grave, qui sont d'origine purement névropathique : la présence de phosphates et d'oxalates dans les urines est également, dans beaucoup de cas, d'origine nerveuse.

Nous ne saurions non plus oublier les troubles nerveux des organes génitaux et des fonctions sexuelles qui exercent à leur tour un retentissement général sur la santé nerveuse de l'individu. Ces troubles sont chez l'homme ou bien de l'impuissance, ou bien de l'excitation anormale ; dans d'autres cas, ils consistent en pertes séminales souvent très fatigantes qui contribuent encore à exagérer l'épuisement nerveux ; chez la femme, ce sont le plus souvent des troubles de la menstruation qui retardent les règles ou les rendent très douloureuses ou bien des névralgies de l'utérus ; quelquefois il s'y ajoute de la leucorrhée et même des pertes hémorrhagiques qui ne reconnaissent d'autre cause qu'un état névropathique du système nerveux de ces organes.

Toutes ces névropathies que nous venons d'analyser rapidement peuvent exister isolément : ainsi on voit des gens nerveux qui n'ont que des névralgies et même une seule, toujours la même ; d'autres ont des palpitations nerveuses et rien que cela, d'autres de l'insomnie et des maux de tête : il ne s'agit donc pas là de maladies proprement dites, mais de simples accidents.

e. — *Groupements variés des troubles névropathiques.* Mais, le plus souvent, ces divers accidents se groupent en séries qui ne sont pas toujours constituées de la même manière et c'est ce qui fait la difficulté de les distinguer et de les classifier. Ces groupements sont d'ordinaire variables selon les individus ou selon les causes qui ont amené l'état névropathique : les uns ont des troubles cérébraux et des troubles gastriques et c'est à ce groupement des plus fréquents, il faut le reconnaître, qu'on a donné le nom de *maladie cérébro-gastrique;* les autres éprouvent des malaises cardiaques, palpitations, étouffements, etc., en même temps que des vertiges, de la céphalalgie : on a voulu en faire un nouveau groupe à part sous le nom de *névropathie cérébro-cardiaque*. Mais presque toujours ces névropathies diverses sont très diversement associées, sans constituer jamais une véritable maladie nettement délimitée, c'est-à-dire dont les symptômes et l'évolution soient toujours les mêmes.

Toutefois la réunion d'un certain nombre de ces accidents névropathiques peut, dans quelques cas, constituer un véritable état névropathique général, dont les combinaisons et les manifestations sont des plus variées.

Cet état névropathique, qu'on a décrit sous le nom de *nervosisme*, peut évoluer tantôt d'une manière aiguë, tantôt d'une manière chronique. Le *nervosisme aigu* constitue alors une véritable maladie avec fièvre et dépérissement général qui peut simuler, selon la prédominance de certains symptômes, des maladies organiques telles que la fièvre typhoïde ou la phtisie.

Cette forme de nervosisme aigu, décrit par M. Bouchut, n'a certes pas de caractères précis et typiques, mais il est utile de savoir qu'il n'est constitué que de névropathies, le plus souvent sans gravité, quand on sait en reconnaître la cause. En tous cas, il est beaucoup plus rare que le nervosisme chronique, qui lui n'est qu'une association très diversement combinée de névropathies simples, passées à l'état chronique.

Mais, en réalité, on n'a pu encore isoler de toute cette collection d'espèces si variées de névropathies, qu'on appelait autrefois des névroses protéiformes, qu'un seul genre bien déterminé par la réunion toujours constante des divers accidents qui le caractérisent : ce groupe, aujourd'hui nettement défini, porte le nom classique de *neurasthénie*.

CHAPITRE IV

La neurasthénie.

Symptômes cérébraux et gastriques.

La neurasthénie est une maladie très commune de nos jours, due le plus souvent à un surmenage quelconque, et elle est en quelque sorte la grande porte d'entrée de l'individu ou de la famille dans le vaste champ des maladies nerveuses.

Non pas qu'il faille comprendre sous ce mot, ainsi qu'on l'a fait pendant longtemps, toutes les combinaisons névropathiques que nous venons de passer en revue.

En effet, bien que certains auteurs s'obstinent encore aujourd'hui à appeler neurasthéniques tous les gens « irritables, emportés, mécontents de leur sort », en un mot tous les gens dont le système nerveux est plus ou moins déséquilibré, bien que neurasthénie soit pour eux synonyme de nervosisme, d'état nerveux, d'irritation spinale, de névrose protéiforme, en un mot de névropathie en général, les plus autorisés des neuropathologues s'accordent à ne donner ce nom qu'à un ensemble aujourd'hui bien défini de symptômes toujours les mêmes, se produisant toujours sous les mêmes influences, et constituant ainsi un véritable type morbide bien déterminé.

La neurasthénie proprement dite est caractérisée par deux phénomènes prépondérants : le mal de tête et l'impuissance fonctionnelle du cerveau d'une part, les troubles gastriques ou dyspepsie nerveuse d'autre part.

Le *mal de tête* affecte particulièrement la forme
d'une sensation de serrement douloureux, de pesan-
teur constrictive que les malades comparent à un ban-
deau ou à un casque étroitement appliqué sur la tête
et la comprimant. En même temps les malades ont la
plus grande peine à se livrer aux travaux de l'esprit;
la lecture les fatigue, les idées ne viennent pas ; tout
travail et tout effort intellectuels, qui nécessitent l'attention, particulièrement le calcul, sont devenus presque impossibles et le mal de tête se reproduit ou redou-
ble d'intensité chaque fois qu'ils essaient de s'y livrer.

Les *désordres gastriques*, extrêmement fréquents,
et qu'on a longtemps pris pour la cause même du mal,
peuvent n'être que très légers et même faire défaut,
alors que les autres symptômes sont au complet, mais
le plus ordinairement ils se traduisent par du ballonnement, du gonflement de l'estomac, des poussées
de rougeur et de chaleur au visage, une sensation
d'étouffement, des bâillements, des aigreurs ou des
brûlures qui se produisent après les repas. Ces phénomènes, qui ne sont autres que des phénomènes de
dyspepsie, sont quelquefois les premiers à apparaître
ou du moins à être remarqués des malades : aussi les
neurasthéniques se plaignent-ils d'abord et surtout
de ces malaises qu'ils croient être la cause de tous
les autres. En effet, à côté du mal de tête et des accidents dyspeptiques, on observe un affaiblissement
général de la force musculaire, qui se traduit par de la
lassitude et de la courbature générales ; cette sensation de fatigue s'accompagne en outre de douleurs
dans la région vertébrale, particulièrement au niveau
de la nuque et des reins, de vertiges quelquefois très
pénibles et même d'une certaine titubation de la dé-
marche qui peut paraître ébrieuse.

Enfin à ces symptômes caractéristiques peuvent

s'ajouter de l'*insomnie* qui est un phénomène très fréquent et très important dans l'espèce, des *palpitations*, de l'*impuissance génitale*, de l'*irritabilité du caractère*, et même de la *mélancolie* plus ou moins hypochondriaque. Si le mal s'aggrave, la douleur de tête devient intolérable, la mémoire diminue et disparaît, tout travail intellectuel devient absolument impossible.

« Les jeunes gens qui sortent de Polytechnique, qui vont se mettre à la tête d'usines et se cassent la tête dans des combinaisons de chiffres, ceux qui jouent à la Bourse, qui risquent leur fortune à chaque instant, qui passent leurs nuits dans l'inquiétude, la débauche ou le travail, sont souvent les victimes de cette affection (Charcot). »

La neurasthénie est en effet la première et par suite la moins grave des maladies nerveuses qui résultent de l'épuisement individuel, que cet épuisement provienne de surmenage intellectuel ou moral. Une émotion violente ou une série continue de chagrins et de soucis peut engendrer la neurasthénie autant que tout excès de travail ou de plaisir. En un mot, toute cause d'épuisement nerveux exagéré conduit à la neurasthénie : c'est en réalité l'affection primitive typique qui résulte de l'épuisement par excès d'excitation ou de fonction nerveuse.

Quand elle est acquise, c'est-à-dire accidentelle, le repos et l'hygiène en ont facilement raison; mais la neurasthénie héréditaire, qui se complique fréquemment de mélancolie, est plus rebelle au traitement[1].

---

(1) Voir l'étude détaillée que nous venons de publier sur cette affection « *La Neurasthénie* » (maladie de Beard), *et ses principaux traitements*, 1 vol. in-18, Paris, Maloine, 1891.

CHAPITRE V

L'hystérie.

Sa véritable nature, ses stigmates, ses attaques et ses nombreux symptômes.

Avec la neurasthénie nous sommes entrés dans le véritable champ de la pathologie nerveuse : il n'y a plus maintenant que des maladies ; mais il y a lieu de distinguer ici deux espèces bien distinctes de maladies nerveuses. En général, toute maladie d'organe s'accompagne d'une altération matérielle de cet organe, de ce qu'on appelle une lésion anatomique. Ces lésions peuvent n'être appréciables qu'à l'aide des plus délicats et des plus puissants instruments, le microscope ; mais elles existent, on les reconnaît et on les décrit en toute connaissance de cause. Or, il y a encore, dans la pathologie nerveuse, des maladies dans lesquelles on ne peut aujourd'hui retrouver aucune altération matérielle, aucune lésion anatomique des organes qui paraissent en être le siège. Ces maladies sans lésion, *sine materia,* comme on dit, portent le nom commun de *névroses.* Les accidents névropathiques que nous avons décrits sont des accidents névrosiques, c'est-à-dire, sans lésion appréciable ; mais les névroses proprement dites sont des maladies entières, nettement caractérisées, à symptômes toujours les mêmes et à évolution déterminée. Elles ont en outre pour caractère d'être de simples désordres fonctionnels, de simples manifestations dynamiques, au moins dans l'état actuel de nos connaissances microscopiques et chimiques. Les plus importantes de ces névroses sont la neurasthénie, l'hystérie, l'hypnotisme pathologique, le somnambulisme, la catalepsie, la narcolepsie, la chorée ou danse de Saint-Guy, les névroses traumatiques, la paralysie agitante, etc.

Nous étudierons spécialement l'hystérie, qui est devenue si fréquente, depuis qu'on sait mieux la reconnaître et dont le champ d'action est si vaste qu'il embrasse toutes les manifestations pathologiques imaginables.

L'hystérie n'est plus en effet aujourd'hui, grâce aux magnifiques travaux de Briquet, et surtout de Charcot et de toute l'école de la Salpêtrière, cette maladie d'origine utérine dont les anciens attribuaient le privilège exclusif à la femme. C'est la névrose universelle, par excellence ; elle frappe autant l'homme que la femme, l'enfant que l'adulte, l'ouvrier et le mendiant que le rentier et le millionnaire. Elle est de tous les âges, de toutes les races, de toutes les conditions sociales ; elle a été et elle sera de tous les siècles. C'est la sorcellerie et la démonopathie d'autrefois, c'est le railway-brain et le railway-spine des collisions modernes.

Il serait impossible ici de décrire même à grands traits tous les méfaits dont elle est capable ; elle paralyse et elle contracture, elle anesthésie et elle hypéresthésie, elle exalte et elle déprime, elle touche aux fonctions de relation, modifiant le caractère et l'intelligence, désorganisant la motilité et la sensibilité, autant qu'aux fonctions de nutrition dans leurs différents appareils.

Elle peut, en un mot, reproduire, mais à l'état névrosique, c'est-à-dire sans lésion matérielle, tous les troubles pathologiques qui peuvent se développer sous l'influence du système nerveux.

Toutefois, sous cette apparence inextricable de manifestations les plus variées, il y a des caractères permanents qui permettent de reconnaître la vraie nature des innombrables accidents auxquels elle donne lieu.

Ces caractères permanents ont été appelés *stigmates* parce qu'en réalité ils stigmatisent l'affection qui les produit; ils donnent le cachet formel de l'hystérie à toute manifestation morbide qui les présente. Ces stigmates consistent ordinairement en des troubles variés, mais permanents, des diverses sensibilités : insensibilité ou diminution notable de la sensibilité de tout un côté du corps, perte du goût ou de l'odorat, diminution ou perte de l'ouïe, rétrécissement du champ visuel et même cécité ou amaurose hystérique du côté où existe l'hémianesthésie cutanée, points d'hyspéresthésie habituellement hystérogènes, prédisposition aux contractures, enfin crises nerveuses spéciales plus ou moins graves et bruyantes, tels sont les caractères spécifiques de l'hystérie. Quand on les rencontre tous ou même quelques-uns seulement, à côté d'un trouble morbide quelconque, qui n'a pas sa raison d'être évidente dans une lésion organique, on a le droit de dire qu'il s'agit d'hystérie. Et le diagnostic est des plus importants : car, en somme, l'hystérie est loin d'être aussi noire qu'on est porté à l'admettre en considérant la multitude et l'apparente gravité de ses manifestations ; c'est en réalité une maladie sans lésion matérielle grossière et en tous cas non durable ; une paralysie hystérique guérit, eût-elle persisté des mois et des années ; elle est loin d'être irréparable comme les paralysies par destruction matérielle des éléments nerveux moteurs.

Or, c'est seulement grâce à la présence des stigmates de l'hystérie qu'on peut affirmer la nature et la curabilité du mal, si grave qu'il puisse paraître, et par suite instituer un traitement approprié.

La *crise hystérique* est certes le caractère le plus important; il a été longtemps le seul qui fut admis comme typique. Mais cette crise elle-même peut affecter les formes les plus variées : on peut distinguer la forme mondaine de « l'hystérie des salons », qui n'est autre que l'antique pâmoison, les vapeurs, le vertige, le demi-évanouissement, avec ou sans étouffement et sensation de constriction à la gorge. Cet étouffement est le prélude ou plutôt l'embryon de la sensation de boule qui appartient nettement à la grande attaque; cette boule part ordinairement du bas-ventre ou de l'estomac, monte à la gorge et fait étouffer. Cette sensation de boule est déjà elle-même assez caractéristique : elle peut à elle seule, dans quelques cas, constituer toute la crise. Mais la véritable et grande crise hystérique, c'est l'attaque à grand fracas avec ses trois périodes classiques : la première à forme de convulsions épileptoïdes; la deuxième avec des grands mouvements de salutations, de clownisme, d'arc de cercle; la troisième avec ses attitudes passionnelles et ses récits délirants variables selon les sujets. C'est la grande mise en scène des possédés et possédées, des extatiques et visionnaires, des convulsionnaires et des stigmatisés religieux. Il peut arriver que la crise soit uniquement constituée par une seule de ces périodes, comme dans certaines formes du somnambulisme : cela n'en est pas moins de l'hystérie et les accès délirants, purement psychiques, de certains sujets, les faits de double conscience, d'automatisme ambulatoire, d'hallucinations extatiques ou passionnelles, etc., etc., ne sont le plus souvent que des manifestations curables de l'hystérie. C'est là en effet le point capital de la situation pour le médecin autant que pour les malades : c'est de savoir que toutes ces bizarreries souvent très inquiétantes de la maîtresse névrose sont ordinairement susceptibles de guérisons plus ou moins rapides et complètes.

Et il suffit d'énumérer simplement tous les accidents auxquels elle peut donner lieu pour apprécier toute la valeur et toute l'importance de cette notion. En dehors des attaques et sans même qu'elles existent, l'hystérie peut produire : *du côté de l'intelligence*, des aberrations mentales qui peuvent aller jusqu'à la vésanie : d'habitude, elle s'accompagne d'une impressionnabilité excessive et d'une certaine tendance à la simulation et aux exagérations. *Du côté de la sensibilité*, ce sont des hypéresthésies plus ou moins douloureuses, des viscéralgies pouvant faire croire à des lésions graves des organes, coliques néphrétiques, hépatiques, vésicales, utérines, crampes stomacales, etc., etc., des rachialgies ou des arthralgies pouvant simuler des lésions osseuses de la colonne vertébrale ou des articulations, au point de faire penser à la nécessité d'une opération chirurgicale, des hallucinations sensorielles souvent très pénibles; d'autre part, ce sont des anesthésies plus ou moins généralisées de la peau, et des divers sens, au point de produire la surdité ou la cécité complète, sans aucune altération des organes. *Du côté de la motilité*, ce sont des paralysies de tout un membre (monoplégies) ou de tout un côté du corps (hémiplégies) ou des deux membres inférieurs (paraplégies) simulant au mieux des paralysies de cause organique, des paralysies des cordes vocales avec aphonie, de l'œsophage avec dysphagie, de l'intestin avec tympanisme simulant la péritonite, en un mot de tous les muscles possibles; ces paralysies se produisent fréquemment à l'occasion d'un choc moral ou traumatique. Tantôt au contraire ce sont des spasmes, des contractures simulant la paralysie faciale, le pied-bot, le torticolis, le strabisme, la coxalgie, contractures plus ou moins étendues, produisant des déformations persistantes que le chirurgien a trop souvent l'envie d'attaquer. Ces contractures cèdent à l'action du chloroforme et comme tous les accidents hystériques que nous venons de citer guérissent souvent à la suite d'impressions morales.

Mais ce n'est pas tout : le système nerveux de la vie végétative n'échappe pas davantage à l'hystérie ; ce sont du côté des voies respiratoires, de la toux, de l'aboiement, du miaulement, du grognement, etc., etc., des phénomènes de bronchite et même de crachements de sang avec points de côté et fièvre, simulant la phtisie ; ce sont encore des bâillements, du hoquet, des éternuements continuels ou très répétés, des rires convulsifs et des accès d'angine de poitrine, d'aspect très inquiétant.

Du côté des voies digestives, c'est une inappétence absolue dont rien ne triomphe et qui aboutit à une inanition menaçant la vie, ce sont des renvois et des éructations, des vomissements de sang, des troubles dyspeptiques de toutes sortes, de la tympanite, des vomissements tenaces, de la diarrhée ou de la constipation, pouvant reproduire toutes les apparences des maladies graves de ces appareils.

Du côté des voies sécrétoires et excrétoires, ce sont des troubles quelquefois graves de l'urination, des sueurs de sang, des désordres douloureux de la menstruation, des ecchymoses ou des hémorrhagies cutanées (stigmates de la passion), etc., etc., et comme conséquence une altération générale et profonde de la nutrition.

En résumé, l'hystérie peut, à l'aide de tous ces symptômes, simuler toutes les maladies graves et souvent incurables de l'organisme depuis la pseudo-méningite hystérique jusqu'à la pseudo-tuberculose de même nature ; mais quand on peut trouver à côté de ces manifestations si variées et apparemment si graves, un ou plusieurs des stigmates de l'hystérie, quand on peut ainsi les faire rentrer sous la coupe de cette malicieuse névrose, plus effrayante d'aspect que réellement terrible, il y a lieu de se rassurer un peu et de confier à la longueur du temps et aux soins hygiéniques et moraux si utiles en pareil cas le soin d'opérer une guérison qui passe souvent, de nos jours encore, pour une guérison miraculeuse. C'est assurément à l'hystérie qu'on doit l'existence du miracle dans l'histoire ancienne et contemporaine.

Ainsi que nous l'avons déjà dit, l'hystérie affecte l'homme autant que la femme : l'hystérie mâle revêt même des caractères de malignité et de ténacité qu'elle n'a pas chez la femme : elle est triste, grave et pesante chez l'un, autant qu'enjouée, capricieuse et légère chez l'autre ; on la rencontre chez l'enfant de très bonne heure, sous forme de crises qu'il est important de ne pas confondre avec l'épilepsie : l'hystérie de l'enfant guérit toujours ; il n'en est pas ainsi de l'épilepsie ; il arrive même que l'hystérie de l'enfant préserve et vaccine contre l'hystérie de l'âge mûr. M. Charcot a eu l'occasion d'observer de jeunes garçons, qui, après avoir été franchement hystériques, ont en quelque sorte épuisé et vidé la mine d'un coup et sont devenus et restés plus tard des types accomplis de virilité et des caractères bien trempés.

CHAPITRE VI

L'hypnotisme.

L'hypnotisme est une forme des maladies nerveuses.

A côté de l'hystérie, nous devons dire quelques mots de l'*hypnotisme* que certains auteurs ont appelé, à juste titre, une névrose expérimentale. C'est en effet chez les hystériques et même chez les malades à grandes attaques qu'on a d'abord étudié les curieux phénomènes de l'hypnotisme. Chez ces malades, les procédés habituels d'hypnotisation (passes, fixation du regard, suggestion, etc.) déterminent un état nerveux spécial caractérisé, comme l'attaque hystérique, par trois phases distinctes qui se succèdent invariablement. Les trois phases de cette crise nerveuse provoquée expérimentalement, qu'on a appelée *grand hypnotisme*, sont, par ordre d'apparition le plus habituel, la léthargie, la catalepsie et le somnambulisme. Il n'est douteux pour personne que cet état spécial ne soit un état morbide pathologique, puisqu'il ne peut se développer que chez des malades dont les accidents névrosiques sont nettement déterminés. Il ne peut d'ailleurs s'expliquer que par une hyperexcitabilité considérable du système nerveux tout entier et cette hyperexcitabilité est certes de nature pathologique.

Quant ua sommeil hypnotique plus ou moins profond auquel on a donné le nom d'hypnose ou de *petit hypnotisme* et dont les caractères, l'intensité et les conséquences sont variables selon les sujets, s'il ne constitue pas, à proprement parler, une névrose déterminée, il doit évidemment rentrer dans la catégorie des états névropathiques protéiformes, mal définis ; mais c'est alors un état névropathique expérimental. En effet, le sommeil hypnotique simple, dont certains auteurs font grand bruit en raison de la multiplicité et de l'efficacité plus ou moins discutable de ses applications thérapeutiques, personne non plus ne saurait nier qu'il ne se développe, lui aussi, que sur des sujets prédisposés et particulièrement chez des névropathes. Sans doute, il est beaucoup plus facile à produire et beaucoup plus fréquent que le grand hypnotisme classique des hystéro-épileptiques. Mais, en réalité, et quoiqu'en disent certains hypnotiseurs enthousiastes, *n'est pas hypnotisable qui veut*, et on ne peut obtenir cet état de sommeil artificiel plus ou moins profond, que chez les affaiblis, les épuisés, les neurasthéniés, etc., en un mot chez ceux qu'une fatigue nerveuse antérieure met dans un état favorable à subir l'influence physique ou morale qui détermine l'hypnose.

Et nous ne saurions trop insister sur ce fait que l'hypnotisme, sous toutes ses formes et à tous ses degrès, constitue ou décèle un état nerveux maladif dont il serait imprudent d'abuser : nous ne saurions trop mettre en garde, au point de vue hygiénique, contre ces pratiques dangereuses quand elles sont faites à tort et à travers sous prétexte d'amusement ou d'investigation psychologique par des mains inexpérimentées. L'hypnotisme est d'abord un phénomème morbide que personne n'a moralement le droit de provoquer, pas plus qu'on n'a le droit d'administrer une substance toxique sous le prétexte d'en observer les effets physiologiques. Mais ici la comparaison peut être poursuivie et de même que certains poisons, habilement maniés, peuvent être utilisés en thérapeutique pour le soulagement et même la guérison des maladies ; de même l'hypnotisme constitue, au point de vue thérapeutique, une arme puissante qui a donné quelquefois des résultats inespérés. Toutefois il ne faut jamais oublier que cette arme puissante est une arme dangereuse à tous points de vue ; dangereuse, en raison des accidents nerveux qu'elle peut produire, crises d'hystérie, accès de manie, folie même ; il n'est pas rare en effet de provoquer des crises, de les produire même chez des sujets qui n'en avaient jamais eu, en insistant, sans motif valable, sur les manœuvres d'hypnotisation, près des malades qui les acceptent mal.

Il est d'autre part incontestable que chez des sujets facilement hypnotisables, la répétition des séances ne fait qu'exagérer leur impressionnabilité, et le perfectionnement de leur exécution prouve suffisamment les progrès de cette hyperexcitabilité morbide.

L'hypnotisme est en outre dangereux au point de vue de la liberté morale, en mettant le sujet endormi sous la domination presque absolue de son hypnotiseur qui peut, à son gré, faire exécuter à l'organisme en quelque sorte automatisé, tous les actes de la vie intellectuelle et végétative et produire, à son gré, tous les désordres psychiques ou organiques qu'il suggestionnera.

Pour toutes ces raisons, il faut bien admettre que l'hypnotisme comporte d'assez nombreux et sérieux inconvénients entre les mains d'inhabiles, de charlatans ou de simples curieux et qu'il ne peut avoir d'applications utiles et bienfaisantes que sous la direction du médecin et dans un but exclusivement médical.

CHAPITRE VII

Névroses diverses.

Chorée, épilepsie, paralysie agitante.

Avant de quitter le terrain de l'hystérie, nous devons encore signaler ces accidents nerveux bizarres et variés auxquels on a donné le nom de *névroses traumatiques* et qui se développent à la suite de chocs, de contusions, de chutes, de la fulguration, et particulièrement à la suite de collisions de chemin de fer, d'où leur nom de railway-brain et de railway-spine, selon qu'ils affectent le cerveau ou la moelle.

Les troubles ordinaires de ces névroses traumatiques ont le plus souvent une telle similitude avec les désordres habituels de l'hystérie, ils en ont si souvent les caractères stigmatiques que M. Charcot considère tous ceux qu'il a eu l'occasion d'observer jusque-là comme de simples accidents hystériques développés par le traumatisme, d'où le nom d'hystéro-traumatisme qu'il a proposé pour cette espèce de névroses.

M. Charcot a également décrit dans ces derniers temps l'*hystéro-neurasthénie* qui n'est en somme qu'une association et non un mélange des deux névroses, puisque chacune d'elles garde dans cette combinaison les caractères qui lui son tpropres. Dans ce cas, il s'agit le plus souvent d'une hystérie greffée sur une neurasthénie préexistante. La neurasthénie, ainsi que nous l'avons déjà dit, est en effet la première des névroses; l'hystérie paraît venir directement après elle et n'être en quelque sorte que sa continuation dans la série névrosique.

L'hystérie et la neurasthénie sont donc en tête, au point de vue de la filiation, de toutes ces autres névroses qu'on appelle la chorée, la catalepsie, le somnambulisme, la narcolepsie, la paralysie agitante, le goitre exophtalmique, et l'épilepsie.

La *chorée* tient même par un certain côté à l'hystérie : il y a en effet une chorée hystérique qui n'est autre que la véritable danse de Saint-Guy, dont les manifestations sont rythmées et paraissent avoir un certain sens, une certaine allure intentionnelle. La chorée vulgaire des enfants, qui se reproduit souvent par accès de deux à trois mois chaque, au nombre de trois à quatre et rarement six accès, n'est d'habitude pas grave : il n'en est pas de même de la chorée chronique d'emblée, qui paraît jusque-là incurable.

La *catalepsie et le somnambulisme*, bien qu'étudiés et pouvant se développer à part, ne sont vraisemblablement que des formes spéciales d'accès hystériques et ont par conséquent la même valeur que la grande névrose hystérique.

La *narcolepsie* est une autre névrose plus rare consistant en des accès brusques et fréquemment répétés de sommeil : c'est plutôt un symptôme qu'une maladie spéciale ; il est rare qu'on ne trouve pas les stigmates de l'hystérie chez les malades qui en sont atteints.

Quant au *goitre exophtalmique*, bien qu'on ait rencontré dans quelques cas des lésions organiques paraissant spéciales à cette affection, on le considère à juste titre comme une névrose, puisque les désordres qui le caractérisent peuvent exister sans ces lésions. Ces désordres sont d'abord la saillie des globes oculaires ou l'exophtalmie, un développement exagéré de la thyroïde ou goitre, mais encore et surtout des palpitations, du tremblement, de la tachycardie (vitesse énorme du pouls) et un état nerveux, souvent même psychique, très particulier à la situation. Cette névrose est susceptible d'amélioration et même de guérison par le traitement électrique.

La *paralysie agitante* est certes la plus grave et la plus pénible des névroses : elle ne se développe, il est vrai, que dans un âge avancé, mais elle immobilise progressivement et fatalement le malheureux qui en est atteint, en le paralysant petit à petit sans toucher en rien à ses facultés intellectuelles.

Enfin toute la série des *manifestations épileptiques*, si bien décrites dans le livre récent de M. Féré[1], les convulsions, les tics, les accès d'éclampsie, certaines angines de poitrine, certains asthmes, les spasmes de la glotte, et les diverses modalités de la vraie crise épileptique (vertiges, attaques apoplectiformes, fugues inconscientes, accès comitial, etc.), tous ces accidents convulsifs dont la gravité est variable doivent être rattachés à un état névropathique spécial, le plus souvent héréditaire. Tous ces accidents constituent de véritables névroses ordinairement tenaces et assurément plus accusées et moins faciles à faire disparaître que les névropathies simples et la neurasthénie. Il y a dans ces accidents un cachet particulier qui en fait une catégorie spéciale de névroses convulsives, que leur ténacité rapproche des maladies organiques.

D'ailleurs, n'a-t-on pas dernièrement signalé dans les cerveaux de grands épileptiques une altération spéciale de la substance cérébrale qui transformerait alors la *névrose épilepsie* en une véritable lésion matérielle des centres nerveux ?

_____

(1) *Les Epilepsies et les Epileptiques*, par Ch. Féré, in-8, 636 p. Paris, Félix Alcan, 1890.

CHAPITRE VIII

Les principales maladies organiques du système nerveux.

Méningites, paralysies, hémiplégies, monoplégies, anesthésies, paralysie générale. — Maladies de la moelle (ataxie, sclérose latérale, etc.) et du bulbe. — Névrites.

Nous entrons ainsi, par une sorte de transition, dans le champ des maladies organiques du système nerveux : nous ne ferons que jeter un coup d'œil d'ensemble sur ce domaine vraiment immense, sans prétendre aucunement l'étudier et le faire connaître. Notre but est simplement d'indiquer les grandes lignes, de signaler les principaux types de ces maladies trop souvent incurables, afin de mieux faire comprendre la nécessité d'une hygiène rigoureuse aux prédisposés simplement névropathiques, dont nous nous occupons.

Les *méningites* ou inflammations des membranes d'enveloppe du cerveau et de la moelle sévissent surtout dans les premiers âges de la vie, chez les enfants nés de parents ordinairement névropathiques. Elles peuvent se développer plus tard, toujours chez des prédisposés, sous l'influence d'abus alcooliques ou d'excès de tout ordre. Leur gravité, trop souvent mortelle, tient à la contiguité directe des méninges avec le cerveau, qui est lui-même atteint par le mal.

Les hémorrhagies des méninges, également graves parce qu'elles compriment la substance célébrale ou médullaire, peuvent résulter de traumatismes ou se développer spontanément au cours d'une méningite chronique, par suite de la fragilité des petits vaisseaux contenus dans les productions membraneuses qui se développent au cours de cette méningite.

Les *maladies organiques du cerveau* sont surtout des hémorrhagies ou des ramollissements qui se font dans la substance cérébrale elle-même et détruisent ainsi soit les centres de l'écorce grise, soit les cordons conducteurs blancs situés au-dessous, que nous avons étudiés.

En tous cas, ces destructions se traduisent par des paralysies plus ou moins réparables, suivant l'étendue, la nature et le siège de la lésion. Quand ces paralysies affectent tout un côté du corps, elles portent le nom d'*hémiplégies* : elles siègent toujours du côté opposé à la lésion cérébrale qui les a produites : si, par exemple, un malade est paralysé à droite, c'est qu'il porte dans l'hémisphère gauche de son cerveau une lésion qui a détruit les centres moteurs ou les cordons conducteurs de ces centres. Dans ces cas d'hémiplégie droite, avec lésion de l'hémisphère gauche, il y a souvent des troubles de la parole, de l'*aphasie* ou de l'*agraphie*, parce que c'est dans l'hémisphère gauche que siègent les deux centres moteurs du langage, l'un destiné à exprimer le langage par les mouvements de la parole et l'autre par les mouvements de l'écriture. Il est rare que ces centres ou leurs fils conducteurs ne soient pas intéressés par une lésion cérébrale qui aurait paralysé tout le côté droit du corps.

Inversement, si le malade est paralysé à gauche, c'est que la lésion du cerveau est dans l'hémisphère droit.

Les différents centres moteurs peuvent être détruits isolément par des lésions limitées et surtout par la production de petites tumeurs. Dans ce cas, il se produit des paralysies limitées à un seul membre et dites *monoplégies : monoplégie faciale*, pour la paralysie par destruction du centre des mouvements de la face ; *monoplégie brachiale*, pour la paralysie isolée, par destruction du centre moteur du membre supérieur, *monoplégie crurale* pour le membre inférieur, *aphasie* pour la paralysie du langage articulé, *agraphie* pour la paralysie des mouvements coordonnés spéciaux pour l'écriture.

Toutes ces paralysies plus ou moins étendues, par destruction d'une partie de la substance cérébrale, s'accompagnent souvent de contractures et guérissent difficilement : quelques-unes cependant se réparent assez vite et les mouvements reparaissent peu à peu dans le membre affecté.

Quant aux *paralysies de la sensibilité* par lésion cérébrale, elles sont en général dues à la destruction de la partie postérieure de la couronne de cordons blancs qui porte le nom de capsule interne : elles occupent alors tout le côté du corps opposé à la lésion du cerveau sous forme d'hémianesthésie totale.

Les paralysies d'origine cérébrale des différents sens ne sont pas encore bien connues : on n'a pu encore observer que les paralysies spéciales des centres de sensation auditive et visuelle affectés à la lecture du langage écrit et à l'audition du langage parlé. Ces paralysies portent le nom de *cécité* et de *surdité verbales :* elles sont dues à la destruction des centres sensoriels situés dans la région postérieure et inférieure du cerveau. M. Féré a également signalé des troubles de la vision à la suite de lésions de certains points de l'écorce cérébrale situés dans les mêmes régions sensorielles et paraissant être de véritables centres visuels.

Toutes ces paralysies par lésion cérébrale se produisent d'ordinaire assez brusquement et s'accompagnent alors de perte de connaissance plus ou moins complète et prolongée, à laquelle on donne vulgairement le nom d'*attaque d'apoplexie* ou de *congestion cérébrale*.

Quant aux désordres spéciaux de l'intelligence qui peuvent être le résultat d'une lésion cérébrale, nous avons vu qu'ils étaient surtout dus à des traumatismes de la région antérieure des hémisphères ; mais il est une maladie grave du cerveau et de ses enveloppes, la méningo-encéphalite diffuse, dite vulgairement *paralysie générale progressive* et *folie paralytique*, qui donne lieu à tous les désordres possibles de l'intelligence et de la motilité, par envahissement successif de toutes les régions de l'écorce affectées à ces fonctions.

Les traumatismes du crâne ou les tumeurs développées au voisinage ou dans la substance grise du cerveau provoquent des phénomènes convulsifs plus ou moins généralisés, phénomènes d'*épilepsie partielle*, qui sont très souvent susceptibles d'être améliorés et guéris par l'intervention chirurgicale, c'est-à-dire la trépanation.

Les affections organiques du bulbe, lieu de passage et d'entrecroisement des faisceaux conducteurs qui descendent du cerveau dans la moelle, sont également des hémorrhagies, des ramollissements ou des tumeurs, qui produisent de même des paralysies dans tout un côté du corps par destruction des cordons conducteurs et interruption du courant nerveux. Il existe aussi dans le bulbe des noyaux gris d'origine de certains nerfs dont la destruction entraîne des paralysies correspondantes : telle la *paralysie labio-glosso-laryngée*, paralysie des lèvres, de la langue et des nerfs laryngés et respiratoires qui aboutit à la mort par asphyxie.

Quant aux *maladies organiques de la moelle*, elles sont, depuis Vulpian, divisées en deux grandes catégories : les myélites diffuses (inflammations de la moelle) et les myélites systématiques.

Les premières atteignent et détruisent indifféremment et simultanément les cordons blancs et les noyaux gris de la moelle : aussi donnent-elles lieu à des troubles variés de la motilité et de la sensibilité : les plus fréquentes sont les *myélites transverses*, qui paralysent les membres situés au-dessous de la lésion et donnent lieu à ces formes de paralysie qu'on appelle *paraplégies : paraplégie cervicale* ou paralysie des deux membres supérieurs, *paraplégie lombaire* ou *crurale*, paralysie des deux membres inférieurs, avec atrophies musculaires consécutives et contractures.

La *sclérose en plaques* est également une myélite diffuse, dont les lésions en plaques se développent irrégulièrement à la surface de l'axe spinal et pénètrent quelquefois dans sa profondeur. Cette maladie est commune à la moelle, au bulbe et au cerveau : car les plaques de sclérose se développent également et indistinctement sur ces trois organes, donnant lieu à des symptômes spéciaux selon leur siège et leur étendue.

Les *myélites systématiques* ont la propriété de ne frapper, primitivement du moins, que l'un des cordons gris ou blancs de la moelle : telle l'*ataxie locomotrice* ou *tabes dorsal*, dont la lésion détruit les cordons blancs postérieurs et produit des désordres de la sensibilité (douleurs fulgurantes, anesthésies) et des troubles du sens musculaire, d'où l'incoordination de la marche ; telle l'*atrophie musculaire progressive*, dont la lésion exclusivement située dans les cornes grises antérieures produit l'atrophie générale des muscles avec paralysies consécutives, mais sans troubles de la sensibilité ; telle enfin la *sclérose latérale*, qui atteint tout d'abord le faisceau ou cordon blanc latéral dont la lésion donne lieu à la paralysie spasmodique des membres avec exagération des réflexes : cette lésion s'étend plus tard, par voisinage, aux cornes antérieures et produit alors l'atrophie musculaire, propre à la maladie de ces cornes, d'où le nom de *sclérose latérale amyotrophique* ou *maladie de Charcot*, qui l'a le premier décrite.

Enfin, dans ces dernières années, on a étudié une affection du canal central de la moelle qui envahit particulièrement les cornes postérieures; aussi donne-t-elle lieu à des troubles spéciaux de la sensibilité, détruisant la sensibilité à la douleur, à la chaleur et au froid et conservant le tact ; cette maladie envahit aussi les cornes antérieures et produit l'atrophie musculaire : elle porte le nom de *syringomyélie* ou inflammation du canal central qui traverse la moelle dans toute sa longueur.

Les enveloppes de la moelle ou méninges rachidiennes peuvent aussi être le siège de méningite aiguë; mais le plus souvent il s'agit de pachyméningite chronique avec épaississement de ces membranes et compression de la moelle donnant lieu à des paraplégies avec troubles de la sensibilité comme dans les myélites transverses : les formes les plus communes sont la *pachyméningite cervicale* et la *pachyméningite lombaire hypertrophique* avec paralysie des membres supérieurs et des membres inférieurs précédées de douleurs vives dans les membres.

La colonne vertébrale, que le cancer ou le tubercule des os peut envahir et déformer, retentit également sur la moelle, soit en la comprimant directement, soit en altérant ses enveloppes et sa substance : d'où encore des désordres de la sensibilité et de la motilité si fréquents dans le *mal de Pott tuberculeux* ou *cancéreux* de la colonne vertébrale.

Enfin, les nerfs périphériques sont quelquefois atteints d'inflammations, dites *névrites*, qui les altèrent et même les détruisent, supprimant ainsi leurs fonctions de conducteurs : d'où encore des *paralysies*, des *atrophies*, et des *anesthésies* précédées souvent de névralgies très douloureuses, localisées aux groupes musculaires auxquels ces filets nerveux périphériques se distribuent : telles certaines paralysies du nerf facial, du nerf radial et certaines névralgies du nerf sciatique.

Telle est, esquissée à grandes lignes, la symptomatologie générale de tous les accidents qui affectent ordinairement le système nerveux : nous ne parlons pas ici, à dessein, des troubles psychiques proprement dits, psychoses et folies qui constituent le champ, peut-être plus vaste encore, de l'*aliénation mentale*. Ces maladies de l'esprit, sans lésion déterminée, actuellement du moins, ne rentrent pas dans notre cadre d'études. Néanmoins, nous ne pouvions pas ne pas les signaler : car elles sont souvent le dernier terme, le dernier échelon de cette série d'accidents nerveux qui commencent à l'excitation suivie d'épuisement pour aboutir à la dégénérescence. Tout s'enchaîne, en effet, dans cette série, et il est utile de faire remarquer que le début, qui n'est rien en somme et peut être facilement enrayé par l'hygiène, conduit fatalement, par une progression héréditaire inéluctable, aux accidents organiques ou névrosiques les plus irréparables et les plus tristes.

C'est ainsi que tout d'abord nous voyons, sous l'influence d'excitations anormales ou répétées, l'épuisement nerveux consécutif se traduire par une irritabi-

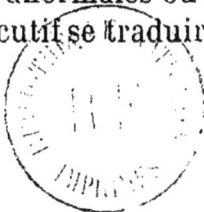

lité qu'on ose à peine considérer comme maladive et qu'on prend plutôt pour originale : c'est l'irritabilité des gens nerveux. Plus tard se développent de petits accidents névropathiques, sans gravité pour l'individu et même sans danger direct pour la descendance : c'est la préparation du terrain, ce sont les premières pierres de fondation de l'édifice.

Puis, le portique s'élève majestueux ou plutôt menaçant : c'est la neurasthénie, première maladie nerveuse, qui, si elle n'est pas enrayée et guérie, engendrera une descendance de nerveux, de névropathes, de neurasthéniques, voire même d'hystériques.

Avec l'hystérie commencent les névroses qui engendrent à leur tour les lésions organiques les plus variées du cerveau et de la moelle. L'aliénation ou les psychoses simples se mêlent à tout cela, alternant les unes avec les autres et perpétuant ainsi jusqu'à l'extinction des familles et des races la grande famille névropathique dont M. Féré a fait une si belle étude. Aussi ne saurions-nous trop engager nos lecteurs, après un aussi noir tableau, à se bien convaincre de la nécessité d'enrayer par la meilleure hygiène ces accidents nerveux, si divers et souvent si tenaces, avant qu'ils n'aient eu le temps d'aboutir à l'irréparable dégénérescence. Nous commencerons donc par les prévenir des causes qui sont le point de départ de tout le mal, afin que, prémunis contre elles, ils puissent, *en évitant la cause, empêcher ses désastreux effets.*

TROISIÈME PARTIE

PRINCIPALES CAUSES DES MALADIES NERVEUSES

CHAPITRE PREMIER

Le tempérament nerveux.

Comment on devient nerveux.

On place d'ordinaire la fatale influence de l'hérédité à la tête de toutes ces causes. Elle joue sans doute le plus grand rôle, puisque c'est elle qui crée la prédisposition, quand elle ne transmet pas, plus ou moins directement, la maladie.

Mais l'hérédité suppose déjà chez les ascendants un état névropathique plus ou moins accentué qui a pu se développer de toutes pièces, sous l'influence des différentes causes d'épuisement du système nerveux.

Ce qu'on appelle encore le *tempérament nerveux* n'est autre qu'une prédisposition morbide à être atteint d'accidents ou de maladies nerveuses. Or, ce tempérament nerveux peut être assurément transmis par l'hérédité : mais il peut aussi s'acquérir et se développer spontanément chez un sujet antérieurement sain, au point de vue du système nerveux.

Un enfant peut naître avec ce tempérament nerveux ; mais un adulte de nature calme, de constitu tion jusque-là vigoureuse, peut, à la suite de certaines causes spéciales, acquérir ce tempérament nerveux, cette prédisposition spéciale aux accidents névropathiques les plus variés. On peut naître nerveux, mais on peut naître parfaitement sain à ce point de vue, et devenir un jour ou l'autre nerveux, névropathe et neurasthénique.

Comment peut-on devenir nerveux ? Nous l'avons déjà indiqué : la cause des causes, c'est l'épuisement par excès d'excitation, c'est la fatigue par excès de fonction.

Le système nerveux, dans toutes ses manifestations intellectuelles, morales, sensorielles et végétatives, devient malade quand il est surmené; c'est pourquoi nous voyons au point de départ de tous les accidents nerveux, tantôt le surmenage intellectuel, tantôt les émotions et les fatigues morales, tantôt l'abus des excitants sensoriels, plaisirs et excès de toute nature, tantôt l'affaiblissement général de l'organisme par les maladies ou la misère.

Nous passerons rapidement en revue ces différentes causes créatrices du tempérament nerveux, de la prédisposition et de l'état névropathiques. Comme nous l'avons dit, indiquer les causes du mal, c'est engager à les éviter et établir ainsi la base de l'hygiène du système nerveux.

CHAPITRE II

Le surmenage intellectuel.

Éducation et instruction. — Surmenage scolaire. — Le surmenage professionnel.

Le surmenage intellectuel, tel qu'on l'entend d'ordinaire, ne saurait assurément se produire chez l'enfant, et cependant il existe de déplorables habitudes
d'éducation qui ont souvent pour résultat de fatiguer, de surmener, dès le premier âge, le cerveau si
délicat et si facilement impressionnable de l'enfant.

Les parents irréfléchis et égoïstes se font quelquefois un véritable jouet de ce petit être et, sous prétexte
de l'amuser, de développer plus vite ses facultés sensorielles et intellectuelles, mais en réalité pour s'a-
muser eux-mêmes et flatter leur amour-propre, ils
l'excitent à rire, l'engagent de bonne heure par toutes
sortes de manœuvres à essayer ses premiers gestes et
à proférer ses premières paroles. A peine a-t-il les
yeux ouverts, qu'on lui montre toutes sortes d'objets
disparates de formes et de couleurs ; à peine ses
oreilles peuvent-elles entendre, qu'on les fatigue de
bruits assourdissants, hochet, tambourinades sur les
vitres, etc., à peine sa physionomie a-t-elle esquissé
quelques expressions, qu'on essaye d'en renouveler la
production par une mimique appropriée. On joue en
un mot avec l'enfant comme avec une poupée à ressorts,
et on appuie successivement sur tous cés ressorts

délicats de son système nerveux jusqu'à ce qu'on en ait obtenu quelque chose.

Et le danger est d'autant plus grand qu'il est plus facile à réaliser chez les enfants déjà nerveux et facilement excitables. C'est chez ceux-là en effet qui paraissent plus éveillés, plus intelligents, dit-on, qu'on obtient plus aisément ces premières réactions, ces premières manifestations de la vie nerveuse. Encouragés dès lors par l'éclosion hâtive et prématurée de ces phénomènes d'intelligence et de compréhension, les parents rêvent bientôt, toujours par amour-propre égoïste, de faire un petit prodige de leur progéniture. Dès l'âge de quatre ou cinq ans, on met un enfant au supplice de l'étude, et plus particulièrement de l'étude musicale, on l'installe des heures entières devant un piano, et on fait admirer aux amis les progrès étonnants de cette jeune cervelle de névropathe.

En effet, toutes ces primeurs hâtives de l'esprit humain aboutissent rapidement à la déchéance, quand la mort ne les fauche pas avant. Par bonheur, cette catégorie des petits prodiges est rare ; mais il n'en est pas moins vrai qu'à l'heure actuelle, on a la passion d'élever maladroitement et d'instruire trop vite les enfants : c'est un danger pour leur système nerveux cérébral, et ce danger est d'autant plus redoutable qu'il s'adresse souvent à des enfants prédisposés par une hérédité hystérique ou autre ; on peut, à la rigueur, dans de telles conditions, favoriser l'apparition de la maladie nerveuse la plus grave et la plus commune de l'enfance, c'est-à-dire la méningite.

Enfin, ce danger est encore aggravé par le séjour de l'enfant dans une ville bruyante, dont les bruits et les excitations extérieures de toutes sortes ont les plus funestes conséquences chez les faibles et les irritables, *comme le sont d'ordinaire les enfants*.

Le *surmenage scolaire* dont on s'est tant occupé dans ces dernière années n'est pas évidemment si redoutable qu'on l'a dit, du moins au point de vue des accidents nerveux. « Il ne saurait guère exister, dit Char-
« cot, à l'école primaire et même dans l'enseignement
« secondaire jusqu'à un certain degré. » L'enfant de cet âge est encore inerte, il ne répond pas toujours aux incitations laborieuses qu'on lui fait : « Au collège,
« quand un élève n'écoute pas son professeur, n'apprend
« pas sa leçon, etc., tout ce qu'on peut contre lui, c'est
« de le mettre en retenue et lui donner un pensum ;
« mais il n'en travaille pas davantage et ce n'est pas pour
« lui une cause de surmenage. Le surmenage intellec-
« tuel proprement dit ne se produit guère avant seize
« ou dix-sept ans, époque à laquelle il faut passer des
« examens ; il se produit dans les écoles supérieures;
« mais il ne se produit que par des excès de travail né-
« cessitant des efforts de volonté. » (Charcot.)

Néanmoins tout le monde est aujourd'hui d'accord pour admettre qu'il existe une véritable surcharge des programmes de l'instruction actuelle, tant primaire que secondaire et supérieure, et pour attribuer à cette exagération des occupations intellectuelles et à la mauvaise hygiène physique qu'elle nécessite, « la
« fréquence croissante de la céphalalgie, des épistaxis,
« de la myopie et de la chorée chez les jeunes élèves,
« ainsi que de l'insomnie, de l'irritabilité nerveuse
« voire même de l'aliénation chez les élèves des classes
« supérieures et les professeurs. Certains médecins
« rapportent même, aux efforts intellectuels prolongés
« ou immodérés, divers états congestifs et inflamma-
« toires du cerveau et des méninges ». (Lagneau.)

Raunié raconte l'histoire d'une jeune choréique avec céphalée, qui avait dans son carton de classe neuf livres de matières différentes : grammaires anglaise et française, arithmétique, géographie, histoire, astronomie, physique, physiologie, hygiène. On y aurait trouvé plus tard philosophie, économie politique, chimie, musique, dessin, etc., etc. Or, le temps des repas et du sommeil défalqué, il lui restait sept heures à peine pour se bourrer la tête de ces neuf sujets différents. Dans ces conditions, l'instruction s'acquiert aux dépens mêmes de la vie : le cerveau d'abord se fatigue et s'épuise et le développement physique de tout le corps s'en ressent. Et nous ne voulons parler ici que des inconvénients de ce régime au point de vue du système nerveux ; mais si, au surmenage intellectuel avec ses désordres nerveux, on ajoute les conditions désastreuses de la sédentarité, de l'immobilité prolongée dans des positions gênantes, du séjour dans les grandes villes, du manque d'air, de l'insuffisance de la lumière, etc., on verra alors se développer tous les accidents dont on a incriminé le surmenage trop exclusivement, c'est-à-dire la myopie les déformations osseuses, les troubles de la digestion. l'étiolement du système musculaire, l'insuffisance du perimètre thoracique qui rend tant de jeunes élèves des écoles de l'Etat impropres au service militaire, et par suite la diminution de la capacité respiratoire qui engendre progressivement l'anémie et trop souvent la tuberculose.

Pour ne nous en tenir qu'aux désordres nerveux, c'est le surmenage scolaire qu'il faut rendre responsable de la céphalée des adolescents, et, quand il y a un peu de prédisposition héréditaire, de la neurasthénie des adultes. La première n'est encore qu'un symptôme passager malgré sa ténacité ; la seconde est une véritable maladie.

Les effets de ce surmenage peuvent être plus désastreux encore : les aliénistes ont fait remarquer la proportion considérable d'instituteurs et surtout d'institutrices qui entrent dans les asiles d'aliénés par suite d'épuisement nerveux résultant d'un travail intellectuel exagéré (Lagneau).

De fait, les dangers du surmenage paraissent être plus redoutables pour les jeunes filles que pour les garçons : celles-là sont d'ailleurs soumises à un régime intellectuel vraiment disproportionnel, si l'on en juge par les observations du Dr Dujardin-Beaumetz faites à l'école normale primaire supérieure des filles. Ainsi, ces futures éducatrices de nos enfants restent trois ans cloîtrées dans cette école avec une moyenne de trois heures de récréation par jour, de 8 heures du matin à 9 heures du soir. Et leur programme comporte de la psychologie, de la philosophie historique, de la physique, de la chimie, de l'économie politique, de l'enseignement civique, du droit usuel, etc. Véritable folie universitaire qu'il n'est pas étonnant de voir aboutir à l'aliénation réelle des malheureuses victimes qu'elle engloutit dans les asiles ! Et c'est ainsi qu'on compte régénérer les nations déjà épuisées par tant d'autres causes de surmenage et d'étiolement nerveux : c'est par cette soi-disant haute culture intellectuelle des filles qui aboutit trop souvent à Sainte-Anne ou à la prostitution par la misère.

D'autre part, alors que ces malheureuses échapperaient encore à ces désastres, elles n'en sont pas moins perdues pour la société : les troubles de la menstruation, aménorrhée, dysménorrhée, qui accompagnent presque toujours les autres accidents font de ces filles à haute culture intellectuelle de ces savantes en jupons, de ces femmes avocats ou médecins, « de véri- « tables filles au sein plat », désormais impropres à la double fonction de la maternité et de l'allaitement. « Une manie, vraie calamité sociale, s'écrie M. Peter,

« la manie des brevets, s'est emparée de nos jeunes
« filles ; les unes y perdent le peu d'intelligence qu'elles
« avaient : les autres, nouvelles Philamintes, y ga-
« gnent le ridicule deploré par Chrysale. »

Le surmenage scolaire provient, dit encore avec
raison M. Peter, de ce que, « dans les choses de l'in-
« telligence on ne respecte pas la loi de l'offre et de la
« demande : dans les programmes, la demande est sou-
« vent supérieure à l'offre qui est l'aptitude intellec-
« tuelle des élèves. En effet, dans la masse des intelli-
« gences, ce qui domine, ce sont les aptitudes
« moyennes : en deçà sont les faibles d'esprit, au delà
« les esprits supérieurs. Or, les programmes semblent
« avoir été faits pour ceux-ci et ceux-ci les dépassent
« toujours alors que les esprits faibles ne les attein-
« dront jamais et les esprits moyens ne les attein-
« dront qu'en peinant, au risque de rester, pour tou-
« jours, des *fourbus du cerveau* ».

Le surmenage intellectuel, l'over-pressure, détermine en outre de fréquentes *épistaxis*, des *céphalalgies*
intenses et nombre de *maladies nerveuses* beaucoup
plus graves. Certains auteurs attribuent à ce surmenage et aux préoccupations des examens la fréquence
croissante de la *chorée* chez les jeunes élèves, l'insomnie, l'excitation et l'irritabilité nerveuse chez les
élèves des classes supérieures et les professeurs ; enfin
« parfois, sans déterminer ces affections graves, le
« surmenage peut produire une fatigue, un épuisement
« plus ou moins persistants de l'intelligence, et faire
« perdre ou diminuer, pour toujours, toute initiative
« toute énergie morale, toute force de volonté ». (Lagneau, Rapport à l'Académie.)

Aussi l'Académie, justement émue de ces conséquences, a-t-elle appelé l'attention des pouvoirs
publics sur la nécessité de modifier, conformément

aux lois de l'hygiène, le régime actuel de nos établissements scolaires, en demandant: 1° l'installation à la campagne des collèges et lycées d'internes ; 2° la création de larges espaces pour les récréations et de vastes salles bien éclairées pour les études ; 3° la simplification des programmes ; 4° l'accroissement de la durée du sommeil ; 5° la diminution du temps consacré aux études et l'augmentation du temps des jeux et exercices; 6° enfin l'obligation d'un entraînement physique proportionné aux différents âges.

Surmenage intellectuel des diverses carrières.

Toutefois, ce surmenage des écoles n'est qu'une des formes du surmenage général qui sévit partout aujourd'hui. « Les Français se surmènent, plus que d'autres « peut-être, depuis 1871 ; on sait pourquoi : nous « sommes, dit Peter, des surmenés volontaires, des « *surmenés patriotiques luttant pour l'existence.* »

En effet, on retrouve partout, dans les différentes fonctions et classes de la vie sociale, ces désastreux effets de la lutte à outrance pour la vie, du surmènement général de toutes les facultés. Chez l'ouvrier, dont les conditions de vie sont souvent précaires, les excitations de l'alcool s'ajoutent aux fatigues physiques pour aboutir à l'épuisement dans l'individu et à la dégénérescence dans la famille.

Dans la grande industrie ou le grand commerce, le mouvement des grosses sommes, le calcul de gros intérêts, la recherche des meilleures inventions, tout ce travail ne se fait pas sans une grande tension d'esprit, sans une certaine suractivité fiévreuse de l'intelligence, qui ont les mêmes conséquences.

Dans la vie mondaine et apparemment désœuvrée des milieux aristocratiques, c'est l'excitation continuelle du plaisir, des visites et des fêtes, jointe à une hygiène déplorable de l'estomac qui réalise encore cette déchéance nerveuse de l'individu et de sa descendance.

Enfin et surtout, c'est dans les carrières dites libérales, de jour en jour plus encombrées, et d'abord plus difficiles, que sombre le plus grand nombre d'intelligences usées et détruites par un travail cérébral de tous les jours, sans compensation d'exercice physique suffisant.

Les statistiques récentes ont établi que, dans ces dix dernières années, les cas de folie ont augmenté de plus d'un tiers dans la classe des individus appartenant aux professions libérales et plus particulièrement parmi les hommes politiques, les artistes et les littérateurs.

Pour n'être pas toujours aussi graves, les conséquences de la suractivité mentale n'en sont quelquefois pas moins fâcheuses : les affections mentales ne représentent qu'une faible part de tous les accidents nerveux inhérents à ces professions : que de névropathes, de neurasthéniques, d'hystériques ou simplement d'irritables ou d'épuisés parmi les médecins, les avocats, les peintres, les poètes et surtout les artistes et les journalistes ! C'est en effet dans ces carrières libérales que l'on rencontre le plus de troubles nerveux, parmi lesquels la migraine, la crampe des écrivains, les altérations du caractère et de la mémoire sont les plus fréquents. Malheureusement, le surmenage cérébral s'associe trop souvent à l'abus d'excitants artificiels destinés à relever l'épuisement consécutif à ce surmenage : sa combinaison fréquente avec l'alcoolisme n'aboutit que trop souvent à cette terrible maladie nerveuse qui désole notre époque, la paralysie générale. Contesse a trouvé qu'à Bicêtre les

professions libérales fournissaient 32 p. 100 des paralytiques généraux, et ce n'est pas à Bicêtre que ces
professions fournissent le plus d'aliénés.

Dans la lutte chaque jour plus difficile des professions libérales, les menaces névropathiques sont
d'autant plus graves, qu'au surmenage intellectuel
proprement dit, s'ajoute souvent le surmenage moral,
qui résulte des préoccupations et des soucis de l'existence.

CHAPITRE III

Le surmenage moral.

Émotions pénibles : douleurs, chagrins, soucis. — Émotions agréables : plaisir, musique, théâtres et spectacles.

Les émotions morales jouent, dans l'esprit du public, un rôle énorme dans la production ou la détermination des maladies nerveuses.

« Les hommes n'aiment pas la fatalité, disait Charcot dans ses leçons. Quand il s'agit d'épilepsie ou d'aliénation mentale dans une famille, tous les membres s'ingénient à prouver que ce mal n'est pas familial. Il se fait comme une conspiration contre cette doctrine, et le malade persuadé raconte lui-même qu'il a eu une frayeur, une émotion vive, des chagrins prolongés, des soucis d'argent, etc., etc. » L'épilepsie ou l'aliénation ont dû prendre source dans ces diverses causes morales qui ont détraqué le cerveau. Sans doute, l'exagération des fonctions morales peut, au même titre que l'excès des fonctions intellectuelles, aboutir à la fatigue, à l'épuisement nerveux et déterminer certains phénomènes pathologiques, auxquels le malade était plus ou moins prédisposé.

Émotions pénibles. — Douleurs, chagrins, soucis.

On comprend assurément qu'un choc moral violent puisse, au même titre qu'un choc traumatique, être le point de départ d'accidents nerveux, tels que la chorée, la paralysie agitante, etc. Mais on ne saurait admettre que l'émotion morale crée à elle seule et de toutes pièces, brusquement, des maladies nerveuses aussi graves que l'épilepsie ou l'aliénation. Il y a toujours dans ce cas une prédisposition acquise ou héréditaire à l'apparition de ces manifestations.

Néanmoins, étant donné que les préoccupations et les secousses morales peuvent créer, par leur répétition successive, cette prédisposition ou développer brusquement des désordres nerveux qui, sans elles, seraient restés dans l'ombre, il en résulte que les gens menacés de maladies nerveuses, c'est-à-dire les gens nerveux et les névropathes, ont particulièrement besoin d'une hygiène morale très sévère s'ils veulent éloigner le plus possible le moment où éclatera la maladie.

En effet, c'est surtout chez les personnes douées d'une grande sensibilité que s'exerce l'action puissante d'une émotion morale vive et inattendue. On a cité des cas de mort subite provoqués par des accès de joie, de douleur ou de colère violente.

La *frayeur* surtout est réputée pour être la cause directe d'accidents nerveux variés. Tantôt c'est une attaque de nerfs hystérique ou épileptique, tantôt c'est un tic, tantôt enfin c'est une maladie générale elle-même telle que la paralysie agitante, dont on veut expliquer l'origine par une impression de frayeur. Il est vrai d'ailleurs que ce genre d'impressions terrifiantes peut jouer un rôle dans l'apparition de ces accidents. Il est vrai, et la chose a été souvent constatée, que les premiers symptômes de l'hystérie, de l'épilepsie ou du tremblement se sont manifestés presque aussitôt, sinon immédiatement, après une peur. D'ailleurs, la peur vive ne produit-elle pas, chez tout le monde et particulièrement chez les impressionnables une commotion nerveuse accompagnée tantôt de tremblement, tantôt de syncope et d'autres fois de phénomènes intestinaux. Il est des expressions vulgaires qui confirment l'exactitude de ces observations : on dit constamment que la peur a *révolutionné* une personne, que le *sang n'a fait qu'un tour*, que la *frayeur a glacé les sens*, etc., etc., et ces expressions traduisent, d'une manière pittoresque sinon très grammaticale, le trouble et le saisissement de l'organisme, sous l'impression de la frayeur. On raconte souvent l'histoire d'un portier que des collégiens mécontents soumirent à un simulacre de condamnation à mort : le malheureux, auquel on avait préalablement bandé les yeux, reçut sur la nuque un coup de serviette mouillée, et « mourut de frayeur, croyant recevoir un coup de hache ».

C'est surtout *chez les enfants*, qui sont d'ordinaire très accessibles à ces impressions, qu'on observe des désordres nerveux quelquefois graves provoqués par des récits terrifiants, des contes fantastiques ou des craintes religieuses exagérées et sans fondement. « Sous l'influence de l'entraînement absurde de la sensibilité morale, il survient une impressionnabilité telle que tout devient cause de frayeur et que le système nerveux est soumis à des ébranlements incessants qui finissent par l'affoler. »

La chorée ou danse de Saint-Guy, certains tics nerveux, et même certains désordres de l'intelligence peuvent être déterminés par de telles émotions morales chez les enfants prédisposés : ces émotions peuvent être également l'occasion de rechutes plus ou moins fréquentes de ces accidents.

Plus tard, chez le jeune homme et la jeune fille, les troubles nerveux par surmenage moral ont d'ordinaire une toute autre origine. Il s'agit alors le plus souvent d'histoires de sentimentalité résultant d'une imagination exaltée par la lecture de romans ou de poésies aussi absurdes qu'elles peuvent être nuisibles.

Il s'agit encore du développement précoce de l'instinct sexuel qui éveille, dans le cœur de ces jeunes nerveux, des sentiments d'amour et des projets d'union le plus souvent irréalisables : d'où ces phénomènes si fréquents de ce qu'on appelle vulgairement « un amour contrarié » et qui sont souvent le point de départ de désordres nerveux divers. La neurasthénie, l'hystérie même peuvent se développer à la suite de ce surmenage moral, de cette lutte intime des sentiments, qui tourmentent et épuisent le système nerveux de ces jeunes impressionnables. Les chagrins, tels que ceux qui résultent de la perte d'un parent ou d'un très intime ami, peuvent également, à cet âge, provoquer différents troubles névropathiques.

Plus tard, au cours de la vie active de l'homme adulte, le surmenage moral se fait encore sous d'autres formes qui n'en sont pas moins dangereuses pour l'équilibre du système nerveux. « Toutes les passions, dit Bouchut, surtout celles que l'on qualifie si justement de passions dépressives, telles que le remords, la jalousie, la haine, l'envie, l'avarice et l'ambition, les chagrins prolongés, les revers de fortune, les déceptions du jeu et de l'ambition politique, déterminent des résultats à peu près semblables. Toutes ces impressions morales altèrent notablement la santé, et de l'état dyspeptique qu'elles engendrent d'abord à la faiblesse qui les suit et qui engendre à son tour le nervosisme aigu ou chronique, il n'y a qu'un pas. »

Il est assez commun de rencontrer des malheureux entièrement déséquilibrés et souverainement névropathiques, qui accusent pour cause de leur malheur les soucis multiples d'une existence difficile ou précaire, les embarras d'argent, ou les émotions morales d'un terrible revers de fortune. Or, les effets de ce genre de surmenage moral sont d'autant plus intenses qu'ils s'ajoutent déjà à ceux du surmenage intellectuel inhérent aux professions les plus diverses.

Chez la femme, les fonctions de la maternité créent une véritable prédisposition au surmenage nerveux par les émotions morales de toutes sortes auxquelles ces fonctions spéciales l'exposent. La menstruation développe déjà, même à l'état normal, une sensibilité morale exagérée qui rend ces époques particulièrement favorables aux impressions maladives du système nerveux. On sait que la grossesse est souvent, chez les femmes nerveuses surtout, l'occasion de manifestations névropathiques quelquefois simplement bizarres, telles que caprices, dépravation du goût, petites manies, etc., mais d'autrefois beaucoup plus sérieuses, par exemple des convulsions éclamptiques et de la folie. De nombreuses préoccupations assiègent souvent la jeune mère pendant cette période : ainsi le désir d'avoir un garçon plutôt qu'une fille ou inversement, puis le souci anticipé de son éducation, enfin et surtout la crainte des douleurs et des complications de l'enfantement. Toutes ces préoccupations morales, qui sont souvent entretenues ou aggravées par un entourage maladroit, famille ou sage-femme, peuvent assurément favoriser l'éclosion de certains troubles mentaux auxquels la grossesse prédispose les femmes nerveuses.

Et plus tard, que de soucis, de tourments, de peines et d'angoisses morales l'enfant ne donne-t-il pas à sa mère ? Que de nuits passées à son chevet, en face de la redoutable maladie qui menace les jours de l'être adoré ?

La femme a donc là de nombreuses causes de surmenage moral, depuis le jour où l'enfant esquisse ses premiers pas incertains, jusqu'au jour où l'adolescent termine les folles fredaines de sa jeunesse. Il n'y a, par suite, rien d'étonnant à ce que la femme soit exposée plus que l'homme aux maladies nerveuses et qu'elle soit ainsi devenue, dans la suite des temps, un être réellement plus sensible, plus délicat, plus impressionnable et, par suite, plus prédisposé aux différents désordres du système nerveux.

Émotions agréables. — Plaisirs.

Nous n'avons parlé jusqu'ici que des émotions morales pénibles dont la nature est essentiellement dépressive : il ne faudrait pas croire pour cela que les *émotions vives ou répétées du plaisir* soient à l'abri de tout inconvénient et ne puissent être souvent la cause, et une cause très active, d'épuisement nerveux et de névropathie.

Nous n'avons pas la prétention de passer en revue tous les genres de plaisir, si variés qu'ils sont aujourd'hui, pouvant altérer la santé des gens nerveux : nous insisterons seulement sur les plus répandus et les plus dangereux, la musique, les théâtres, les plaisirs vénériens et les divers excitants en usage, alcool, morphine, éther, etc.

Le *plaisir en général*, nous l'avons déjà démontré dans nos considérations physiologiques, est d'abord un excitant, un tonifiant de tout l'organisme et c'est vraisemblablement pourquoi l'homme est toujours et instinctivement poussé à sa recherche. Le plaisir paraît être, organiquement du moins, le véritable et unique but de la vie. La sensation de bien-être, de vigueur et de pleine santé se résout, en somme, dans une sensation de contentement et de plaisir. Or, la santé, c'est-à-dire l'état physiologique normal, est, sans conteste, le but idéal vers lequel tendent toutes les fonctions organiques. Mais si plaisir et santé ne font qu'un, c'est que précisément la somme de plaisir doit être strictement limitée au bon fonctionnement de l'organisme et de sa vie tant individuelle que sociale.

Or, tout plaisir étant une excitation et toute excitation étant fatalement suivie d'épuisement, l'hygiène, autant que la morale qu'on peut ici confondre, commandent la réserve et défendent l'abus dans la recherche et la poursuite du plaisir.

Et ces conseils de l'hygiène et de la morale s'appliquent plus particulièrement aux gens nerveux, c'est-à-dire aux hyperexcitables chez lesquels l'excitation du plaisir, même modéré, peut être quelquefois suivie de désordres névropathiques.

De la musique.

La *musique* est d'ordinaire réputée comme un modificateur puissant, mais plutôt favorable, du système nerveux ; son influence sur l'organisme, non seulement de l'homme, mais encore des animaux, est établie depuis longtemps par des témoignages et par des faits qui ne permettent guère de la révoquer en doute. Aussi, tout en faisant la part de l'exagération et du merveilleux, en élaguant avec soin tout ce qu'il peut y avoir de fabuleux ou d'erroné dans les récits des anciens à ce sujet, il reste constant que, dans tous les siècles et chez tous les peuples, les hommes qui se sont livrés à l'exercice de la médecine ont toujours attaché une grande confiance aux effets de la musique et l'ont souvent employée avec succès.

Les Hébreux employaient la musique comme un

moyen d'inspiration et de guérison. On raconte que David avait seul le pouvoir de calmer les accès démoniaques de Saül en jouant de la harpe en sa présence.

Les Grecs empruntèrent aux Hébreux cet art de la mélodie avec lequel ils auraient opéré de merveilleux prodiges, si l'on en croit l'histoire.

C'est ainsi qu'il entra dans la thérapeutique des anciens pour la guérison de certaines maladies nerveuses. Athénée, Aulu-Gelle, Théophraste et Cœlius Aurélianus l'utilisèrent dans le traitement des manifestations névralgiques et goutteuses. Aux malades déprimés et abattus, Celse prescrivait le mode phrygien pour relever leur courage ; le mode dorien était plutôt calmant et on le conseillait pour apaiser les accès furieux et convulsifs.

De nos jours même, certains médecins aliénistes n'ont pas dédaigné d'introduire la musique dans le traitement de quelques névroses mentales et ils ont obtenu, par ce procédé, des résultats satisfaisants : c'est ainsi qu'à la Salpêtrière est attaché un professeur de musique qui vient régulièrement enseigner et jouer quelques morceaux dans les services d'aliénées.

Mais par cela même que la musique est un puissant modificateur de l'économie, elle peut aussi, dans certaines circonstances et en particulier chez les personnes extrêmement impressionnables, produire des effets très fâcheux.

Elle peut occasionner des syncopes, des angoisses, des crises de larmes et même des souffrances aiguës. Berlioz, qui devait être un grand névropathe si ce n'est un hystérique, a parfaitement décrit les désordres nerveux que produisait chez lui l'audition d'un morceau pathétique : c'était d'abord une sensation d'extase voluptueux et de ravissement bientôt suivie

7.

d'une agitation générale avec palpitations, oppression, sanglots, tremblement, et quelquefois terminée par une sorte de syncope qui le jettait dans un état de véritable torpeur. On a conservé le souvenir de la Malibran qui, à la première audition de la *Symphonie en ut mineur* de Beethoven fut prise d'un accès convulsif et qu'on dut entraîner hors de la salle.

Assurément et fort heureusement, tout le monde n'a pas cette exquise sensibilité des grands compositeurs, comme Berlioz, Grétry et d'autres de nos contemporains. Mais, en général, tous les gens nerveux, amateurs de musique, sont vivement impressionnés par cet art et il en est bien peu qui n'éprouvent, à l'audition d'un morceau favori, ces sensations fatigantes d'oppression, de sanglot, de chair de poule, etc., et qui ne sortent brisés du concert où ils l'ont entendu.

On peut dès lors juger, par ces effets de la musique sur les personnes névropathiques, du rôle qu'ils peuvent avoir dans la détermination ou l'aggravation d'accidents nerveux de toute sorte.

D'autre part, il faut tenir compte de ce fait que la musique moderne diffère notablement de la musique des anciens. Celle-ci devait probablement à sa grande simplicité le don précieux de calmer et d'apaiser les maladies et les passions. L'harmonie avec ses savantes mais trop excitantes combinaisons n'existait pas ; les anciens chantaient accompagnés d'instruments à l'unisson, mais là se bornaient pour ainsi dire toutes leurs connaissances. Aujourd'hui on ne fait plus de musique pour guérir les maladies, pour former les mœurs ou pour les adoucir, mais on fait de la musique pour se désennuyer ou pour s'étourdir ; la musique moderne, le plus souvent savante et recherchée, outre qu'elle exige pour son étude, sa compréhension et son interprétation, une réelle et souvent très grande

tension intellectuelle, possède en outre, grâce à ses
multiples et quelquefois trop bruyantes combinaisons harmoniques, la malheureuse propriété d'être
très énervante et trop fatigante pour les gens nerveux et les névropathes. Cette musique, qui nous
envahit de plus en plus et qui, laissant de côté la simplicité mélodique des premiers âges, vise chaque jour
davantage aux plus puissants effets de la plus riche
orchestration, est loin d'être reposante et favorable à
l'amélioration des accidents névropathiques ; il n'est
certes pas de notre autorité de l'apprécier au point de
vue de l'art et de la science musicale, mais il est de
notre devoir de la déconseiller, au point de vue de
l'hygiène des gens nerveux.

Des théâtres et spectacles.

Des *théâtres* et *spectacles* nous pourrions répéter ce
que nous venons de dire à propos de la musique. Si le
théâtre, primitivement destiné à amuser et à morali-
ser ou à instruire en amusant, était toujours demeuré
fidèle à cette antique tradition, il pourrait encore, dans
de nombreux cas, rendre de réels services au système
nerveux surmené par les affaires, les soucis ou les
tristesses de la vie. On a dit avec raison que le « rire
repose » et il est certain que les spectacles amusants,
tels que comédies légères, vaudevilles, opérettes,
etc., ne sauraient être interdits aux personnes de tempérament nerveux. Si, en allant au théâtre, elles
doivent y trouver une aimable distraction, une diversion à de pénibles travaux ou à de fatigantes préoccupations, non seulement on peut le permettre, mais
on doit même le conseiller. Malheureusement, nos
spectacles actuels s'éloignent trop souvent de ce programme ; nos dramaturges contemporains semblent

s'attacher de préférence à la documentation réaliste, si ce n'est à l'argumentation de théories scientifiques ou philosophiques; dans ces conditions, le spectacle n'est pour beaucoup de gens qu'une fatigue nouvelle à ajouter à tant d'autres, une nouvelle cause de surmenage.

Non seulement cela, mais les tendances réalistes de l'école littéraire moderne poussent l'excès jusqu'à produire sur la scène, dans leur plus navrante crudité, les passions ou les vices les plus malsains, les maladies même les plus navrantes. N'est-on pas allé jusqu'à jouer l'hystérie, l'épilepsie, la folie, et l'élite de nos acteurs ne s'ingénie-t-elle pas à donner en spectacle le tableau de ces noires misères de la maladie ? On comprend, dès lors, l'influence désastreuse que de telles représentations peuvent exercer sur des organisations délicates, sur des individus affaiblis, nerveux et prédisposés aux accidents qu'on étale devant eux dans toute leur brutalité. Le théâtre n'est plus alors un lieu de distraction, de récréation et de repos ; il est devenu une école de maladie, un véritable foyer de contagion. On sait, en effet, que les névropathes possèdent au plus haut point le don de l'imitation et sont le plus en butte aux dangers de la contagion nerveuse, dont nous parlerons plus loin. Qu'on représente devant eux une crise d'hystérie, une scène d'extase ou de folie, et il n'y aura rien d'étonnant à ce que cette représentation théâtrale soit chez eux le point de départ d'accidents nerveux plus ou moins analogues.

D'autre part, les personnes qui sont douées d'une impressionnabilité maladive et d'une imagination exaltée trouveront encore dans les émotions du théâtre un nouvel élément de surmenage moral et d'aggravation de leur irritabilité. De même pour les

gens portés à se reconnaître dans les personnages
de la scène et à croire qu'on a mis en jeu leurs
propres travers, le théâtre peut augmenter et développer d'une manière maladive cette tendance
naturelle à l'hypocondrie.

Enfin les jeunes gens et surtout les jeunes filles
d'imagination vive, de sentimentalité exaltée, peuvent puiser, dans certains spectacles, des encourage-
ments dangereux à leurs passions naissantes, et leur
tendance à l'imitation est souvent exposée à y rencontrer des modèles trop parfaits de la maladie amou-
reuse qui les menace.

Ajoutez à ces inconvénients du théâtre pour le système nerveux des névropathes, les mauvaises conditions hygiéniques des salles de spectacle, le manque
d'air, la viciation par l'acide carbonique et les émanations des parfums, une chaleur excessive brusquement
coupée de courants d'air glacial, la fatigue des yeux
et souvent du corps tout entier mal au repos sur des
sièges trop étroits, enfin l'heure tardive à laquelle se
terminent les représentations, et vous aurez la somme
approximative des influences néfastes que le théâtre
peut exercer, dans de telles conditions, sur la santé
des gens nerveux.

CHAPITRE IV

Stimulants généraux du système nerveux

Boissons : *alcool, thé, café.* — Poisons névropathiques : *tabac, morphine, éther, cocaïne.*

Il nous reste maintenant à parler de différents *stimulants du système nerveux* dont l'usage se répand de plus en plus, en raison du bien-être momentané qu'ils procurent, et dont l'abus peut exercer une influence des plus actives sur le développement des maladies nerveuses. Ce sont l'alcool, le thé, le café, le tabac et certaines substances médicamenteuses, telles que la morphine, l'éther, la cocaïne, etc.

Alcool et alcoolisme.

L'*alcool* et le *boissons alcooliques* qui sont aujourd'hui si variées et surtout si falsifiées, les vins, la bière, les liqueurs, etc., ont le triste privilège d'exercer une action particulièrement fâcheuse sur le système nerveux. Et cette action est d'autant plus redoutable, qu'elle est en quelque sorte nécessaire et surtout agréable au début. En effet, si l'alcool et ses dérivés ont quitté l'officine de l'apothicaire pour entrer dans la pratique courante de l'alimentation et du plaisir, c'est qu'à un moment donné le besoin impérieux s'en est fait sentir. L'homme épuisé, fatigué par une existence de plus en plus pénible, a eu recours à l'alcool pour raviver ses forces diminuées, stimuler

son énergie et son courage abattu, en un mot pour
s'aider à triompher des difficultés chaque jour crois
santes de la lutte pour l'existence. « Le grand malheur de la génération actuelle réside dans un travail
trop spécialisé et dans le besoin excessif de connaissances et d'activité. En travaillant au-dessus de ses
forces, l'homme moderne essaie de se soutenir et
même de remplacer la force et l'énergie naturelles
par des moyens artificiels ; il les fait revivre au moyen
de l'alcool ; c'est alors la question du cierge qui brûle
par les deux bouts. Puis il est un autre danger de
l'alcool : il a malheureusement la propriété de provoquer un bien-être temporaire, la bonne humeur, une
certaine satisfaction. » (Kowalesky.)

Et c'est pour toutes ces raisons que les névropathes
et les neurasthéniques recherchent cette stimulation,
ce relèvement momentané de leurs forces, ce bien-
être temporaire de tout l'organisme. Et le danger augmente chez eux d'autant qu'ils ont une tendance naturelle à l'abus ; il se produit en effet, ici comme pour
les autres poisons, une sorte d'accoutumance qui
oblige peu à peu d'augmenter les doses pour obtenir
l'effet stimulant : c'est ainsi que s'établit l'habitude
alcoolique, qui n'aboutit que trop facilement à la
dipsomanie.

Les névropathes en effet appartiennent essentiellement à la catégorie de ceux que Lasègue appelait des
alcoolisables. « Tous les sujets, dit Féré, n'offrent pas
la même susceptibilité à l'action des médicaments et
des poisons. Pour l'alcool, on a remarqué que, s'il y a
des *impuissants à l'alcoolisme*, d'autres sont au contraire d'une sensibilité extrême à ce poison et en
subissent très rapidement les effets : ce sont des alcoolisables. »

Parmi ces prédisposés à l'imprégnation et à l'intoxication alcoolique, on distingue encore ceux dont le foie, les reins, ou le cœur se prennent et deviennent malades plutôt que d'autres organes ; mais ceux dont le système nerveux s'altère rapidement et facilement, sous l'influence des boissons alcooliques, sont surtout les gens nerveux et les névropathes.

Et souvent ne leur faut-il que de petites doses ou de légers excès, n'aboutissant jamais à l'ébriété ! Ainsi, chez quelques nerveux, il a suffi de deux ou trois verres de bière pris habituellement entre les repas, chez d'autres d'une ration un peu immodérée de vin en mangeant, chez d'autres enfin de quelques petits verres de ces vins sucrés et alcooliques tels que le Malaga, le Xérès, le Madère, etc., dont les jeunes femmes font aujourd'hui un véritable abus dans leurs réunions du *five o'clock !*

Or, les troubles dont les nerveux alcoolisables peuvent être atteints, dans ces circonstances, sont extrêmement variés et souvent assez graves. Ce sont d'abord les phénomènes ordinaires du véritable alcoolisme, de l'alcoolisme des buveurs de cabaret ; le tremblement, l'émotivité générale, la faiblesse des membres inférieurs pouvant aller jusqu'à la paralysie, les rêves pénibles, les cauchemars pleins d'animaux hideux ou bien l'insomnie ; d'autres malades présentent de véritables troubles cérébraux : du délire, des impulsions monomaniaques, des idées bizarres et obsédantes qui les persécutent, en un mot de véritables désordres psychopathiques ; d'autres enfin sont tourmentés, par accès, du besoin maladif de boire et éprouvent tous les symptômes de la dipsomanie.

Beaucoup d'auteurs ont rapporté des observations intéressantes de ces troubles divers dus à l'usage sinon abusif, du moins un peu immodéré, des diverses boissons alcooliques chez les névropathes.

Du thé et du café.

Le *café* et le *thé* peuvent avoir dans certains cas les mêmes inconvénients : leur abus présente certainement des dangers analogues pour le système nerveux. Les essences aromatiques, contenues dans les infusions de ces plantes, exercent une action nettement stimulante sur les fonctions cérébrales. C'est en raison de cette action que les surmenés l'utilisent pour remédier à l'épuisement intellectuel qui résulte d'une application trop soutenue ; c'est surtout aussi pour obtenir une plus longue durée de la veille et permettre un travail plus long. Aussi le danger du surmenage est-il vraiment double dans ces conditions, puisque l'excitation théique et caféique s'augmente d'un excès de fonction.

D'autre part, il est à remarquer que l'usage de ces boissons aromatiques s'est considérablement répandu dans toutes les classes de la société : si l'ouvrier prend volontiers le petit verre d'alcool avant de commencer sa journée, la femme et les enfants s'accoutument vite à prendre dès le matin la tasse de café noir. Dans les classes supérieures, c'est le thé qui fait les frais des petites réceptions intimes : c'est lui qu'on présente avant le dîner au *five o'clock*, c'est encore lui qu'on offre le soir après le repas. Cet usage immodéré du café et du thé est surtout en honneur chez les névropathes : il est curieux de remarquer combien les personnes nerveuses ont d'attrait pour ces infusions stimulantes. Et cependant, loin de calmer leurs nerfs irrités, l'abus de ces infusions ne peut que les exciter. L'usage habituel du café constitue une habitude déplorable chez les personnes nerveuses, et particulièrement les enfants qu'on y accoutume de très bonne heure : il ne peut que contribuer à augmenter tous les accidents névropathiques dont elles souffrent déjà (irritabilité, insomnie, palpitations, etc.); l'abus constitue un réel danger ; le café, en sa qualité d'aliment d'épargne, permet de restreindre l'alimentation ordinaire et vraiment substantielle ; il diminue la faim et soutient les forces sans obliger de recourir à la nourriture habituelle ; aussi provoque-t-il à la longue une sorte de cachexie caractérisée par la pâleur de la face et des téguments, par de l'oppression, des palpitations et une tendance continuelle à la syncope.

C'est également à l'abus et à la généralisation du thé et du café que Krishaber attribue une grande part dans la production et la fréquence des accidents nerveux qu'il a décrits sous le nom de névropathie cérébro-cardiaque. « Il est parfaitement admissible, dit-il, que l'action des boissons excitantes ingérées journellement et restée presque inaperçue chaque fois, s'accumule en quelque sorte et se manifeste par des phénomènes d'intoxication à un moment donné. Je ne puis méconnaître la large part que l'abus de ces boissons a prise dans le développement de la névropathie, dans sa recrudescence lorsqu'elle tendait à diminuer et dans sa prolongation excessive. J'ai interrogé, à ce sujet, tous mes malades sans exception, et je puis affirmer que presque tous ont fait grand abus ou au moins usage exagéré de café, de thé et quelques-uns de tabac. »

Du tabac.

Le *tabac !* encore une autre plante à poison nerveux que nous avons empruntée au Nouveau-Monde, pour ajouter à la série des excitations qui aboutissent toujours à l'épuisement, au nervosisme et à la dégéné-

rescence. Sans doute c'est une question très contro-
versée que celle des effets produits par le tabac sur
l'organisme humain. Les uns considèrent cette plante
comme « la cause du dérèglement des mœurs, des
progrès de l'alcoolisme, du dépeuplement de la France ;
c'est elle qui répand dans les masses l'esprit de dissi-
pation, qui relâche les liens de la famille, et travaille,
en un mot, au suicide national. » (*Société contre l'abus
du tabac.*) Le tabac tue la mémoire et abrutit l'intelligence, suivant Fonssagrives ; Jolly rapproche l'accroissement de la consommation du tabac de l'augmentation du nombre des aliénés et, le fait étant bien
plus vrai encore pour ce qui est de l'alcool, le même
auteur rend le tabac responsable de l'alcoolisme en
concluant que « l'on boit parce que l'on fume ».

Nous n'entreprendrons pas l'énumération presque
interminable des méfaits attribués au tabac : troubles
de la digestion, de la constitution du sang, de la vue, in-
certitude de la marche, tremblements, douleurs rachidiennes, céphalalgies, névroses multiples, cachexie,
déchéance de l'individu et atteinte portée à l'espèce.

Il y a là, sans doute, une réelle exagération ; mais il
serait aussi absurde d'admettre l'opinion de ceux qui
considèrent l'usage du tabac comme absolument inoffensif. Cette opinion, aussi peu fondée que l'autre, est
beaucoup plus dangereuse. Qu'il y ait des réfractaires,
des *impuissants au tabagisme*, comme il y a des *impuissants à l'alcoolisme*, ce n'est pas une raison pour décré-
ter que le tabac et l'alcool puissent être impunément
utilisés par la masse. Le tabac en sa qualité d'excitant
sensoriel, par les sensations olfactive et gustative qu'il
développe, est déjà, à ce point de vue, un élément de
fatigue et d'épuisement du système nerveux. Et si l'on
ajoute, à cette première action purement dynamique,
l'action chimique de l'alcaloïde toxique qu'il con-

tient, la nicotine, il ne sera pas difficile d'expliquer les funestes effets que produit, dans certains cas, le simple usage, et, dans d'autres cas, l'abus de la plante de Nicot. Il est d'ailleurs un fait de notoriété universelle, c'est que les personnes qui usent pour la première fois du tabac éprouvent les symptômes d'un empoisonnement plus ou moins grave : malaise général, nausées et quelquefois céphalalgie violente, sueurs froides, pâleur de la face, vomissements, vertiges et même syncope.

Sans doute, l'accoutumance ne tarde pas à se faire : mais l'accoutumance à la morphine ne prouve pas que l'action toxique ne continue pas de se faire.

Il est encore acquis, sans conteste, que les ouvriers qui manient cette plante et sont soumis constamment à ses émanations, en éprouvent souvent de graves inconvénients. Le Dr Gosc, médecin de la manufacture de Tonneins, a eu l'occasion de faire, à ce sujet, de très intéressantes observations : il a constaté que les maladies nerveuses étaient extrêmement communes parmi les ouvriers et les ouvrières de cette manufacture. Celles-ci sont, d'après lui, de très mauvaises nourrices; souvent elles ne peuvent mener à terme leurs grossesses et presque toujours leurs enfants portent des taies névropathiques qui témoignent du danger de cette industrie.

Ces constatations suffiraient presque à établir la prédominance d'action du tabac sur le système nerveux; c'est en effet de ce côté qu'il faut chercher les principaux troubles produits par l'abus du tabac.

Les expériences des physiologistes ont établi que le tabac et la nicotine à hautes doses produisaient une véritable contracture des muscles; mais, avant d'en arriver là, on observait du *tremblement;* or, c'est un des premiers phénomènes qu'occasionne la fumée du tabac, ainsi qu'une titubation des membres inférieurs et un certain défaut d'habileté des mains. Puis le *vertige* est un accident très fréquent de l'abus du tabac, et souvent il se produit des *céphalalgies*. Du côté de la vue, les oculistes ont eu l'occasion de signaler un *affaiblissement considérable de la vue* auquel ils ont même donné le nom spécial d'*amblyopie nicotinique*. Du côté de la circulation, on a observé des accidents véritablement graves et assez fréquents : tantôt ce sont des intermittences du pouls, avec palpitations et douleurs précordiales, sans toutefois qu'il y ait lésion de l'organe ; tantôt et surtout, c'est l'*angine de poitrine* elle-même avec ses symptômes effrayants et si pénibles.

Gelineau, Beau, Peter et beaucoup d'autres médecins en ont vu de nombreux cas qu'on ne pouvait expliquer que par l'abus du tabac et qui d'ailleurs cessaient, sitôt que les malades renonçaient à leurs habitudes nicotiniques. Leroy de Méricourt a cité son propre exemple : « Subitement, dit-il, j'étais pris de palpitations de cœur telles que le pouls devenait insensible. La radiale ne donnait plus au toucher que la sensation d'un frémissement presque imperceptible. Le corps était inondé de sueur froide : il y avait une sorte d'état lipothymique. » Et ces accidents ne se produisaient que sous l'influence de la fumée de tabac, et disparurent avec la suppression de la cause.

Plusieurs médecins ont encore noté l'action déprimante du tabac sur les fonctions génésiques : on a vu de grands fumeurs qui en étaient arrivés à un état de frigidité absolue et qui récupérèrent promptement leur virilité après avoir renoncé aux plaisirs du cigare.

Enfin reste la question toujours pendante de l'action du tabac sur les phénomènes de l'intelligence Les uns ont eu tort de la nier, les autres ont exagéré considérablement ses funestes effets. Rendre le tabac responsable de toutes les dégénérescences intellectuelles et morales qui se produisent à notre époque, établir un rapport étroit de cause à effet entre les progrès du tabagisme et le développement de l'aliénation, ou plus particulièrement de la paralysie générale, est une prétention parfaitement absurde ou du moins excessive. Mais il n'en reste pas moins acquis que l'abus du tabac ou son usage prématuré peut entraîner de graves conséquences au point de vue cérébral. Pour ce qui est de la mémoire par exemple, tous les observateurs sont d'accord : « Le tabac affaiblit la mémoire et diminue la puissance d'attention. » Chez les jeunes intelligences, le tabagisme est particulièrement nuisible. On a souvent observé des enfants qui, après avoir donné les preuves d'une grande facilité et d'une grande activité au travail, étaient devenus indolents, paresseux et incapables, après avoir pris l'habitude de fumer. Il résulte également, des intéressantes statistiques de Bertillon, que, dans les écoles et lycées, les plus grands fumeurs sont les plus mauvais élèves.

Il est d'ailleurs certain que l'action du tabac est physiquement et chimiquement excitante; dès lors, il n'y a rien d'étonnant que l'abus de ces excitations répétées ait pour conséquence l'épuisement, l'abâtardissement en quelque sorte du système nerveux. Et ces résultats sont d'autant plus accentués s'ils se produisent chez des sujets déjà prédisposés par leur névropathie à ce nouveau genre de surmenage par le tabac.

Néanmoins, il est juste de reconnaître qu'un certain nombre d'intelligences d'élite ont été, comme ils l'avouent, « de grands fumeurs devant l'Eternel » ; mais, nous l'avons déjà dit, il y a des réfractaires, des impuissants au tabagisme comme à l'alcoolisme. En règle générale, l'usage habituel et l'abus du tabac créent, pour les gens nerveux en particulier, de réels dangers d'accidents névropathiques plus ou moins graves.

Morphine et morphinisme.

Nous ne parlons pas ici, à dessein, de l'opium : les fumeurs et mangeurs d'opium sont rares dans nos contrées ; ils tendent même à disparaître dans leurs contrées de prédilection, et à se remplacer par un nouveau genre d'opiophages auxquels on a donné, chez nous, le nom de *morphiomanes*.

Tout le monde connaît aujourd'hui, au moins de nom, cette terrible passion qui a fait de si rapides progrès et produit de réels désastres dans le monde des névropathes. En effet, l'usage de la morphine a le plus souvent son point de départ et sa raison d'être dans un trouble nerveux préexistant. C'est donc au début plutôt un effet qu'une cause de maladie. Il est rare, et cependant il en existe quelques exemples, qu'on prenne l'habitude de se piquer à la morphine par pure curiosité, par simple caprice ou par recherche d'un plaisir qui est encore inconnu et souvent incertain.

C'est en général pour calmer une douleur vive et tenace qu'on demande au médecin ou que le médecin propose lui-même cette méthode de soulagement. L'inoculation morphinée est donc tout d'abord un procédé de traitement, ordinairement utilisé contre une manifestation trop aiguë du système nerveux. Et puis le soulagement a été tel, la sensation de bien-être contrastant avec l'atrocité du mal a été si agréable, que le malade redemande lui-même les douceurs de l'injection toxique. S'il s'agit d'une maladie aiguë de quelques jours, le danger de la morphiomanie est moindre ; mais s'il s'agit d'une maladie longue et tenace, comme le sont trop souvent les maladies nerveuses graves, et si le médecin commet l'imprudence d'abandonner la direction du traitement morphinique au malade lui-même, la perte est inévitable, le morphinisme est fatalement décrété et vient s'ajouter à la série des accidents qui tourmentent déjà sa victime.

Et le morphinisme n'est pas le moins redoutable ennemi des malades nerveux : il s'acharne après eux jusqu'à ce qu'il les ait entièrement détruits. La conséquence fatale et le plus souvent inévitable de la morphiomanie, c'est l'aliénation ou la mort.

Autant la morphine, prudemment et sagement maniée par le médecin, peut être l'un des plus merveilleux médicaments pour soulager la douleur en attendant l'amélioration ou la disparition de la maladie, autant, abandonnée aux mains du malade, elle devient l'arme la plus terrible et la plus certaine de sa destruction. L'inoculation morphinée, à dose thérapeutique, est un véritable bienfait des dieux : la morphiomanie est un horrible procédé de suicide.

Tout n'est pas rose, en effet, dans la vie des malheureux névropathes qui se sont abandonnés à cette passion : ils sont devenus les esclaves enchaînés et souvent maltraités du maître le plus absolu qu'on connaisse. L'habitude des piqûres une fois prise, rien ne peut permettre de s'y soustraire. Ce n'est plus seulement le besoin de soulager une douleur qui parfois a complètement disparu, ou de satisfaire un caprice d'indolente volupté; c'est la nécessité brutale, l'impulsion irrésistible de calmer la soif ardente de l'organisme par le poison qui doit le dévorer. Il s'agit là d'un véritable besoin organique qui, s'il n'est pas satisfait, procure aux malheureux d'intolérables détresses et produit parfois les plus graves accidents. Le morphinique qui, pour une raison quelconque, ne peut arriver à se faire sa piqûre à l'heure dite, éprouve d'abord une inquiétude qui va jusqu'à l'angoisse : il n'est bientôt plus maître de ses sentiments et de ses actes ; les tourments qu'il éprouve sont de véritables tortures ; une crise nerveuse de la dernière violence termine alors la scène ou bien le morphiomane tombe dans une sorte de torpeur et d'anéantissement comateux qui peut compromettre dans quelques cas son existence, si une nouvelle piqûre ne vient pas l'en sortir.

Charcot rappelle souvent le cas d'une malade de son service, qui, se trouvant éloignée de l'hôpital au moment de sa piqûre, se précipita dans un fiacre pour rentrer vite à la Salpêtrière. La voiture n'étant pas arrivée assez tôt, la malade fut prise d'un accès furieux, brisa les glaces, déchira les coussins, tordit les lanternes et, dans sa violence inconsciente, s'attaqua au cocher lui-même qu'elle malmena assez rudement.

Brouardel raconte de même l'histoire d'un morphinique qui, privé par la misère du merveilleux médicament, s'adonna au vol, pour s'en procurer. Pris en flagrant délit, il fut conduit au poste où bientôt se manifestèrent des symptômes d'autant plus alarmants, qu'on était sous le coup d'une menace d'épidémie cholérique : vomissements, diarrhée, ralentissement du pouls, refroidissement des extrémités, engourdissement comateux de tout l'individu, en un mot, tous les phénomènes d'une invasion brusque de choléra. Ce tableau était bien fait pour inquiéter sur la nature du mal et les dangers de la contagion, quand l'enquête vint apprendre que le pauvre diable était morphinique. Et sitôt qu'une piqûre lui fut faite, tous ces symptômes cholériformes qu'il présentait et qui menaçaient sa vie disparurent comme par enchantement.

Il faut donc que le morphiomane continue de s'injecter le poison, sous peine de voir les plus terribles accidents se manifester. Et non seulement cela, il faut encore qu'il augmente la dose chaque jour de plus en plus : car l'accoutumance se fait très rapidement pour ce poison et le soulagement ou le bien-être ne peuvent bientôt être obtenus qu'au prix de doses progressivement croissantes. Le malheureux une fois sur la pente est presque fatalement obligé de rouler jusqu'au fond de l'abîme.

Voici en effet les principaux accidents qui se développent au cours de l'intoxication morphinique et qui aboutissent inévitablement à la déchéance plus ou moins rapide de tout l'organisme et en particulier du système nerveux.

Pendant les premiers mois, rien de bien particulier ; le malade ou l'amateur dont l'appétit et l'embonpoint se conservent ne se croit en rien menacé et se moque au besoin des conseils de réserve et de prudence qu'on lui donne. Puis peu à peu l'appétit diminue, les forces s'affaiblissent, le visage pâlit et devient terreux, les troubles de l'estomac, nausées, vomissements et douleurs épigastriques, s'accentuent, la maigreur survient et progresse. Du côté du système nerveux, ce sont des névralgies multiples, des hallucinations, du tremblement, de l'irritabilité du caractère, de l'insomnie, de l'affaiblissement de la mémoire et des facultés intellectuelles, des syncopes, enfin un anéantissement général de toutes les fonctions qui se termine le plus souvent par la mort.

D'autre part, la privation ou la suppression brusque du poison s'accompagnent, comme nous l'avons déjà vu, de troubles nerveux des plus graves : les malades entrent ordinairement d'abord dans une phase d'excitation terrible, souvent furieuse et pouvant se trans

former en un véritable accès de délire maniaque; ils
sont capables, dans cette phase, de se livrer aux
actes les plus répréhensibles et même criminels; puis
ils tombent bientôt dans un affaissement profond,
parfois comateux, qui peut inspirer de réelles inquié-
tudes pour leur existence.

En somme, le rôle joué par la morphiomanie dans
l'évolution des maladies nerveuses est considérable :
d'une part, parce que les névropathes sont plus que
d'autres exposés à prendre l'habitude de la bienfaisante injection morphinée, ensuite parce que le morphinisme, terrible pour tous ceux qui s'y adonnent, est
beaucoup plus tenace, plus dangereux et plus rapidement fatal pour les individus déjà frappés par la
névrose.

Cocaïne et éther.

Avec les progrès de la thérapeutique s'est développé
un autre genre de manie toxique, et ce n'est peut-
être pas le dernier. La *cocaïne*, dont les effets calmants
sont également si merveilleux et si utiles en médecine et en chirurgie, tend à remplacer dans quelques
cas la morphine. Certains médecins ayant tenté de
guérir leurs morphinomanes en les soumettant à des
injections cocaïnées, n'ont fait le plus souvent que
remplacer un mal par un autre. La *cocaïnomanie* et
le *cocaïnisme* succèdent ou se combinent à la morphiomanie et au morphinisme. Mais les dangers n'en
sont pas moins grands. Les accidents nerveux du cocaïnisme sont peut-être plus violents et plus redoutables encore. La cocaïnomanie, disait Brouardel dans
une de ses dernières leçons, c'est l'aliénation, le délire
furieux ou la mort à bref délai.

Enfin, parmi les substances toxiques auxquelles les

névropathes s'accoutument facilement par plaisir ou besoin de soulagement, et dont l'abus est redoutable pour cette catégorie de malades, il faut encore citer l'éther.

Le flacon d'éther a remplacé, chez beaucoup de jeunes femmes aujourd'hui, le flacon de sels anglais. Les hystériques en particulier sont gourmandes de ces inhalations éthérées qui excitent leurs sens et les engourdissent ensuite dans une sorte de béatitude voluptueuse. Aussi faut-il désormais compter avec l'éthéromanie qui a déjà fait de nombreuses victimes, surtout en Amérique. Outre que l'éther comporte des dangers immédiats en raison du sommeil qu'il peut procurer et prolonger *usque ad mortem*, l'habitude des inhalations d'éther finit par produire des troubles généraux analogues à ceux de l'alcoolisme chronique : tremblement, cauchemars, névralgies multiples, surexcitabilité énorme, hallucinations, puis affaiblissement et déchéance. L'éthéromanie conduit cependant plus vite aux accès violents d'excitation maniaque, de délire furieux et nécessite alors l'internement dans une maison d'aliénés.

Nous n'avons jusqu'ici parlé que des accidents nerveux produits par ces différentes intoxications sur le malade lui-même ; il faut encore signaler les conséquences héréditaires de ces abus. En effet, tout alcoolique, morphiomane, cocaïnique ou éthéromane, a nécessairement pour descendants des névropathes et des dégénérés. Nous reviendrons sur ce point en parlant du rôle de l'hérédité dans la production des maladies nerveuses.

Avant d'aborder cette importante question, il nous reste encore à parler des *excitations des différents sens*, du *séjour dans les villes*, des *maladies* et de *la misère* comme causes de nombreux accidents névropathiques.

CHAPITRE V

Le surmenage des sens.

Surmenage de la vue, de l'ouïe, du goût et de l'odorat. — Le
sens génital : excès génitaux et célibat.

Nous avons déjà vu (IIe partie, chap. I) que les
excitations sensorielles et en général toutes les sensations produisaient un ébranlement de tout le système nerveux et mettaient en jeu toutes les fonctions
de l'organisme ; nous avons vu que cet ébranlement
était suivi d'une dépression et d'une fatigue proportionnelles à l'intensité et à la multiplicité des excitations.

Aussi n'est-on pas surpris de voir les divers sens
être quelquefois le point de départ de manifestations
nerveuses, par exagération de leur fonction.

Cette remarque avait d'ailleurs été faite par
Gintrac[1], longtemps avant que l'explication en fût
donnée. « La peau, dit-il, qui jouit d'une grande sensibilité, qui est le siège de sensations variées et souvent
douloureuses, qui contracte quelquefois ce qu'on a
appelé une susceptibilité anxieuse, est une voie fé-
conde de stimulation du système nerveux. » C'est
ainsi qu'on peut voir chez des enfants la piqûre d'une
épingle de leur maillot donner lieu à de véritables
convulsions: c'est ainsi que s'expliquent les désordres graves des centres nerveux provoqués par une

(1) Gintrac. *Maladies du système nerveux*, 4 vol. in-8°, 1865.
Paris, Germer Baillière, Félix Alcan, succ.

8.

brûlure étendue; peut-être est-ce encore dans l'excitation exagérée de la peau par le froid ou une chaleur trop vive que se trouve la raison de certains
troubles névropathiques attribués au refroidissement
ou à l'excès de chaleur. On sait d'ailleurs depuis
longtemps, tout le rôle joué par les impressions
froides sur la peau, dans le traitement des maladies
nerveuses (douches, hydrothérapie) : on peut dès
lors admettre que les mêmes impressions de température trop vives ou trop longtemps prolongées puissent être la cause de désordres nerveux. Enfin on
observe fréquemment dans les névroses et en particulier dans l'hystérie des troubles variés de la sensibilité cutanée et du sens tactile; ce sont tantôt des
anesthésies plus ou moins complètes et étendues,
tantôt des hyperesthésies qui rendent le moindre contact extrêmement douloureux et qui peuvent même
devenir, sous l'influence de la presssion, le point de
départ de crises convulsives. Ces troubles nerveux
de la sensibilité générale jouent probablement un
rôle dans la production des autres désordres névropathiques qui les accompagnent; peut-être les hystériques ne seraient-elles pas toujours ce qu'elles sont,
si la peau avait, chez elles, la sensibilité normale.
La peau est en effet la plus grande surface par laquelle le corps reçoit les impressions périphériques
les plus variées et les plus étendues: il n'est donc pas
extraordinaire que les excès ou les désordres de ses
fonctions aient un retentissement général sur les centres nerveux eux-mêmes.

« Le *goût*, disait ensuite Gintrac, reçoit des im
pressions parfois nuisibles. Il est une profession qui
expose ceux qui l'exercent à une excitation dangereuse
de ce sens : c'est celle de courtier de vins. Les conti-
nuelles dégustations, même sans déglutition, stimulent

les parois buccales, l'estomac s'irrite par contiguïté
de tissu et on cite des accidents cérébraux provoqués
par cette cause. » Que la simple excitation du goût
puisse produire de tels accidents, c'est encore à démontrer. Néanmoins les excitations répétées et vives
de ce sens, telles qu'elles se pratiquent aujourd'hui
par suite des raffinements de la cuisine moderne,
doivent contribuer, pour leur part, à l'épuisement
nerveux qui résulte fatalement de l'excès des excitations.

Toujours selon Gintrac, « l'odorat exerce une influence marquée sur l'encéphale : la fumée du tabac
agit sur les personnes nerveuses en les irritant : les
odeurs ambrées, le musc, les émanations fournies par
diverses fleurs jettent la perturbation dans le système
sensible et produisent souvent des syncopes, des nausées et même des accidents convulsifs ».

Schneider parle d'une femme qui se trouvait mal
en respirant l'odeur de la fleur d'oranger ; chez une
autre la même odeur déterminait des spasmes violents ;
on a observé des cas d'aphonie nerveuse chez des
femmes, après avoir respiré le parfum du musc ou
d'un bouquet. L'histoire anecdotique a conservé le
souvenir de Grétry et du peintre Vincent, chez lesquels l'odeur de la rose provoquait des troubles
bizarres ; l'odeur de la pomme avait les mêmes conséquences pour un secrétaire de François Ier et le fumet
du lièvre déterminait des syncopes chez le duc d'Eper-
non. On voit, par ces exemples, combien le sens de
l'odorat peut acquérir de susceptibilité et devenir la
cause d'accidents nerveux. Il est d'observation commune que certains parfums, appelés capiteux, provoquent une sorte d'ébriété des sens, qui se termine
souvent par un violent mal de tête. Quelques-uns de
ces parfums sont même dangereux et certains sont

même réputés pour être dangereux au point que leur inhalation dans une chambre close aurait été mortelle : c'est pour cela qu'on évite, à juste titre d'ailleurs, de dormir dans une pièce où séjourneraient des bouquets odorants. Et, en général, on peut considérer les excitations vives de l'odorat comme exerçant une action très directe sur le système nerveux central, et attribuer à leur abus la production de certains malaises nerveux spéciaux. Cette action du sens de l'odorat sur les centres nerveux est bien mise en relief par le procédé qu'on utilise vulgairement contre la syncope ; la respiration des sels suffit d'ordinaire pour ranimer le malade et le rappeler à la vie.

Les *impressions faites sur l'œil* sont en général moins excitantes : il est rare, à moins d'être très vives, qu'elles donnent lieu directement à des accidents nerveux.

Mais la fixation d'un foyer lumineux intense, soleil ou lumière électrique, peut déterminer de réels désordres de la vue d'abord, tels qu'une cécité momentanée, et même des troubles plus graves des centres nerveux : c'est ainsi que chez certains névropathes plus ou moins hystériques, la fixation prolongée du regard sur un point brillant provoque les phénomènes si graves de l'hypnotisme, véritable coma vigile de tout le système nerveux.

D'autres troubles également graves sont produits par la vue d'une immense plaine de neige ou de sable sur laquelle se réfléchissent les rayons du soleil : les voyageurs qui traversent les steppes de l'Asie ou les déserts de l'Afrique éprouvent, à la suite de cette excitation continuelle des yeux, une série d'accidents variés et quelquefois très inquiétants.

Toutes les personnes qui lisent beaucoup ou travaillent le soir à la lumière artificielle savent aussi de quels phénomènes nerveux s'accompagne la fatigue de la vue.

Enfin, il est inutile de rappeler que les sensations lumineuses sont, de toutes celles que nous avons étudiées, celles dont les conditions physiques sont le plus faciles à déterminer ; elles sont toutes le point de départ [d'une vibration genérale de l'organisme, proportionnelle à la vibration lumineuse elle-même, et l'on conçoit ainsi comment la répétition et la multiplicité de ces sensations peut aboutir à la fatigue et à la maladie.

Il en est de même pour les *excitations de l'ouïe*; mais celles-ci paraissent avoir une action plus directe et plus rapide sur les centres nerveux. On observe, par exemple, des névropathes qu'un bruit violent et imprévu plonge aussitôt en catalepsie ou en léthargie ; c'est ainsi qu'avec le bruit du gong ou du tam-tam on plonge certaines hystériques dans l'état hypnotique. Nous avons vu également comment se graduaient les excitations musicales de l'ouïe et comment, après avoir stimulé d'abord, elles aboutissaient vite à la fatigue ; or, c'est ainsi que s'explique l'état d'épuisement ou d'excitabilité nerveuse provoqué chez les névropathes par les auditions musicales. D'autre part, chez les gens nerveux, l'ouïe acquiert d'ordinaire une sensibilité, une finesse exquise qui les rend plus accessibles aux bruits du dehors et devient pour eux une nouvelle cause de fatigue. Combien entend-on de gens se plaindre et s'irriter au bruit d'une porte qui se ferme, d'un objet qui tombe, d'un verre que l'on choque, et des mille bruits de la rue. Rien d'ailleurs n'est plus fatigant et plus obsédant pour ceux qui se livrent aux travaux de l'esprit que le roulement continuel des voitures sur les voies pavées des grandes villes. Les excitations de l'ouïe, musicales ou autres, sont donc souvent le point de départ d'une réelle fatigue nerveuse qui entretient ou aggrave l'état névropathique des sujets trop excitables.

Nous n'insisterons pas sur les dangers que présentent au point de vue des maladies nerveuses, et plus particulièrement des maladies de la moelle épinière, les abus du *sens génital*. Il est vrai que *ne fait pas d'excès sexuels qui veut*. Il faut une certaine prédisposition maladive; la plupart des personnes d'un tempérament nerveux sont portées à abuser des plaisirs génitaux, autant par suite d'une incitation intellectuelle qu'à l'occasion d'un véritable éréthisme organique. Souvent ces excès sont entretenus par la lecture des romans passionnés ou de poèmes érotiques, par la contemplation d'images voluptueuses et surtout par une véritable préoccupation maladive qui entretient l'esprit dans un état de désir permanent des choses de l'amour.

Les névropathes sont donc prédisposés à cette cause spéciale de débilitation et les excès vénériens produisent chez eux de douloureux retentissements. La répétition exagérée de l'acte sexuel donne lieu à des maux de tête accompagnés d'une sorte d'impuissance intellectuelle et quelquefois d'étourdissements et de vertige : il se produit de la courbature générale avec douleurs dans les jambes et dans les reins; les membres inférieurs fatigués s'engourdissent et peuvent même se paralyser. En un mot, les abus sexuels produisent chez les névropathes un véritable état neurasthénique plus ou moins passager.

Si, au lieu de calmer l'excitation génésique, on l'entretient par des pensées, des lectures ou des images érotiques, des accidents plus graves peuvent se développer, c'est-à-dire des pollutions et la spermatorrhée qui débilitent profondément l'organisme. Au début, les pollutions se font encore avec conscience, mais à l'occasion de la moindre excitation, quelquefois même à l'occasion de simples excitations physiques, telles que le frottement des vêtements, la secousse trépidante des voitures, etc.

La *spermatorrhée* ne se produit que plus tard : elle se fait le jour à propos de la miction, de la défécation, d'une pensée obscène, de la vue d'une image provocante ; la nuit, au milieu de cauchemars. « Cet accident devient alors, dit Lasègue, un trouble immense, une véritable calamité qui empoisonne la vie. Les malades deviennent sombres et mélancoliques ; ils ont des étourdissements fréquents et déclarent qu'ils ne peuvent se livrer à aucun travail sérieux. » Mais la spermatorrhée est rarement la cause primitive de ces accidents nerveux : elle n'en est en quelque sorte que la dernière étape : elle est le plus souvent la conséquence d'excès génitaux chez des névropathes prédisposés.

Parmi les excès génitaux, il est bon de signaler que les plus dangereux, ceux qui aboutissent le plus directement à tous ces désordres, ce sont précisément les excès contre nature, les excitations manuelles, les coïts incomplets, l'onanisme conjugal, etc. Il faut d'ailleurs un trouble anticipé du sens génital qui pousse à rechercher ces excitations anormales de l'acte vénérien. Dès lors, rien de plus logique ; le terrain est favorable et facilite l'éclosion des accidents nerveux qui sont la conséquence ordinaire de ces abus.

C'est également l'occasion de remarquer que le *célibat* paraît constituer une réelle prédisposition à l'évolution des névroses. L'aliénation mentale, le suicide, la dépravation morale, etc., sont plus fréquents chez les célibataires que chez les gens mariés. Les statistiques établissent que les célibataires représentent 60 p. 100 de la population des asiles et seulement 35 p. 100 de la population d'esprit normal.

Quant aux causes spéciales d'ordre sexuel qui peuvent influer sur la détermination des maladies nerveuses chez la femme, nous nous proposons de les étudier dans un chapitre spécial.

CHAPITRE VI

Le séjour dans les villes.

Ses dangers et ses conséquences.

Avant de passer en revue les diverses affections ou états de santé qui prédisposent ou conduisent au nervosisme, nous allons parler de l'influence néfaste du *séjour dans les villes* où se trouvent réalisées les causes les plus nombreuses et les plus actives des désordres nerveux de toutes sortes.

« C'est en effet, dans les grands centres d'agglomération que se trouvent réunis et développés au maximum tous les genres de surmenage que nous venons de passer en revue. Le surmenage intellectuel ? Les grandes villes sont en effet le foyer des lumières et des manifestations intellectuelles de tout ordre ; c'est là que se réunissent et se groupent les esprits d'élite, hommes de lettres, artistes, savants, hommes politiques, etc., etc. C'est autour d'eux que s'agite la masse des intelligences qui lutte pour les égaler ou les surpasser ; leur présence, leur groupement en sociétés, leurs publications, leurs productions et leurs discours entretiennent dans ces centres une sorte de fermentation intellectuelle, qui a quelquefois raison des cerveaux les mieux équilibrés et qui, par suite, désorganise facilement les cerveaux fatigués des névropathes. Le surmenage intellectuel est donc très fréquent dans les grandes villes et y fait de très nombreuses victimes.

« Le surmenage moral n'y exerce pas moins de ravages : c'est à tout instant et à chaque pas qu'on rencontre ici des émotions de toutes sortes : c'est tantôt
le spectacle de la misère, de la mort ou d'un accident ;
tantôt le récit d'un crime ou la nouvelle d'un désastre
public ; d'un autre côté, ce sont les distractions les
plus variées, les fêtes les plus entraînantes et les plus
bruyantes, les théâtres et les concerts, les courses et
leurs paris, les plaisirs et les réunions mondaines,
les cafés et leurs liqueurs excitantes, les femmes et la
facilité de leurs mœurs; en un mot, tout ce qui peut
contribuer au surmenage moral d'ordre agréable ou
pénible se trouve réuni et concentré dans les grandes
villes.

« Le surmenage des sens y est également des plus
actifs : c'est encore à chaque instant et à tout pas le
bruit des voitures qui roulent avec fracas sur les pavés,
le sifflet des locomotives et autres machines à vapeur,
la corne des tramways, les cris des marchands, les
bruits divers de la foule, qui assourdissent constamment les oreilles. C'est la vue des objets les plus divers,
des couleurs les plus voyantes, des formes les plus
disparates, du mouvement en quelque sorte perpétuel
des hommes et des choses, l'étalage et le luxe éblouis-
sants des magasins, les foyers électriques des usines
et des rues, etc., etc., autant de sensations lumineuses
qui fatiguent les yeux et ne leur laissent aucun repos.
C'est enfin, pour les autres sens du goût et de l'odorat,
les excitations multiples des parfums les plus variés
et les plus capiteux, des mets les plus épicés et les
plus raffinés, des liqueurs et des tabacs les plus recherchés et les plus enivrants [1]. »

En un mot, on trouve réunies dans les grandes villes

(1) Levillain. *La Neurasthénie*, in-18, 1891 (Maloine).

toutes les causes possibles d'excitation intellectuelle, morale et sensorielle, qui peuvent atteindre le système nerveux, le fatiguer par leur multiplicité et leur répétition et le prédisposer ainsi à tous les accidents névropathiques connus.

Aussi trouve-t-on également dans les grandes villes, parallèlement et proportionnellement au développement de ces causes, les manifestations les plus variées et quelquefois les plus graves des maladies du système nerveux.

Presque tous les habitants sont nerveux ou le deviennent, beaucoup sont névropathes et souffrent d'accidents divers, tels que migraines, névralgies, irritabilité du caractère, etc. : c'est là encore que la neurasthénie et l'hystérie sont le plus fréquentes : le nombre de ces malades dans les grands centres est relativement considérable. Enfin les maladies organiques du système nerveux n'épargnent guère davantage les populations urbaines et les diverses formes de la folie n'y font aussi que trop de ravages.

Il paraît même établi que les lésions organiques du cerveau prédominent surtout dans les grands centres : elles seraient, à Londres, en particulier, cinq fois plus fréquentes que dans toute l'Angleterre considérée en bloc.

Les maladies communes affectent elles-mêmes dans ces conditions un siège de prédilection pour le système nerveux. Ainsi, dans les capitales, la tuberculose des méninges ou méningite tuberculeuse est 74 fois p. 100 plus fréquente que dans le reste du pays, alors que la tuberculose des poumons n'atteint qu'une supériorité de fréquence de 23 p. 100. « Il faut en conclure, dit Jacobi[1], que l'influence délétère des mauvaises condi-

---

(1) Jacobi. *Phtisie et altitudes*, in-8, Félix Alcan, 1889.

tions hygiéniques des grandes villes est trois fois moins nuisible pour les poumons que l'influence pathogénique des conditions morales de la vie urbaine l'est pour le cerveau. »

Le suicide, qui s'est considérablement accru dans ces dernières années a surtout augmenté de fréquence à mesure qu'on s'approche des grandes villes comme Paris, Lyon et Marseille.

La capitale fournit un septième des suicides de toute la France et les calculs des médecins légistes ont établi que la Seine, dans la seule traversée de Paris, engloutit plus de noyés pendant un seul mois d'été, que tout le reste du fleuve pendant les douze mois de l'année. On compte en moyenne un suicide pour 4,000 habitants des villes, alors que dans les campagnes il s'en produit à peine un sur 12,000.

L'alcoolisme a subi la même progression et ce sont toujours les grandes villes qui sont le plus atteintes par le progrès du fléau : c'est là qu'on observe les accidents les plus graves de l'alcoolisme, le delirium tremens et l'aliénation.

Cette dernière maladie, qui est certes la plus triste et souvent la plus irrémédiable des maladies du système nerveux, paraît se développer proportionnellement au développement des grandes agglomérations humaines : elle est en tous cas des plus fréquentes dans les centres urbains très peuplés ; elle s'y montre particulièrement sous la forme de la paralysie générale progressive, sorte de folie par usure cérébrale, accompagnée d'une paralysie générale, d'une déchéance progressive et totale de l'organisme. La paralysie générale si fréquente de nos jours, peut-être un peu grâce à l'invasion de l'alcoolisme, doit surtout son accroissement aux conditions chaque jour croissantes et plus désastreuses du surmenage nerveux. Et cette

fréquence de plus en plus grande de la paralysie générale dans les villes est la meilleure preuve à fournir
du rôle nocif et quelquefois terrible qu'exercent aujourd'hui le séjour et les conditions spéciales de la
lutte pour la vie, dans les centres urbains, sur le système nerveux. Névropathies de tout genre, neurasthénie, hystérie, maladies organiques du cerveau et
de la moelle, suicide, aliénation et paralysie générale,
tel est le triste bilan des influences de la vie urbaine
sur l'organisme des gens nerveux.

D'ailleurs à toutes ces causes de surmenage et d'é-
puisement nerveux qu'on rencontre plus particuliè-
ment dans les villes, il faut ajouter les plus mauvaises
conditions d'hygiène générale : air vicié, eaux im-
pures, insuffisance des logements, misère, privations,
etc., etc., toutes ces conditions sont des causes directes
d'affaiblissement et de débilitation générale qui aboutissent facilement à l'anémie, à la scrofule, à la
tuberculose, en un mot à toutes les maladies, microbiennes ou non, qui ont pour première cause
l'inanition.

CHAPITRE VII

Les maladies et les convalescences, leur rôle dans les désordres nerveux.

Anémie, dyspepsie, états diathésiques.

Ces maladies d'affaiblissement organique général jouent un rôle important dans l'évolution des accidents nerveux : en affaiblissant, elles rendent le système nerveux plus irritable.

L'anémie et la chloro-anémie sont considérées depuis longtemps comme pouvant être le point de départ des névroses. Il est certain qu'une déperdition brusque de sang par hémorrhagie entraîne des troubles nerveux, tels que syncope, convulsions, délire, etc. On a vu autrefois les saignées intempestives ou immodérées donner lieu à des troubles nerveux plus ou moins graves. Viridel raconte qu'une femme « à laquelle on avait tiré à peine cinq onces de sang », fut prise de convulsions dans toutes les parties du corps, et qu'une autre qui avait eu des « hémorrhoïdes abondantes, tomba dans une mobilité excessive accompagnée de beaucoup de peines et d'angoisses et d'une agitation singulière ».

« Qu'un soldat plein de vigueur, une femme florissante de santé, l'un par une blessure, l'autre par le flux menstruel, la gestation ou l'accouchement perdent une grande quantité de sang, ils sont bien vite en proie à des affections nerveuses. » (Franck.) Le même auteur ajoute : « Des accidents de même nature résultent de flux séreux, muqueux et glandulaires abondants, de la réparation incomplète des pertes de chaque jour, soit par l'insuffisance ou le manque de nourriture, soit par la prolongation de jeûnes trop austères, soit par l'usage d'aliments végétaux ou animaux de mauvaise qualité. »

En somme, l'appauvrissement quantitatif ou qualitatif du sang, donnant lieu à l'anémie et à la chlorose, paraît jouer un rôle important dans la détermination de certains accidents névropathiques. Il est démontré que dans ces cas l'anémie précède et accompagne la nervosisme et paraît en être le point de départ sinon la cause directe. Il est ensuite d'observation commune de voir les symptômes anémiques coexister et être proportionnés aux symptômes névropathiques. Et on pourrait décrire sous le nom ne *neuranémie* une forme très fréquente sinon très spéciale de névropathie dans laquelle l'anémie et les troubles nerveux paraissent intimement liés, s'aggravant parallèlement et s'améliorant de même.

En raison de la coïncidence si fréquente pour ne pas dire constante de ces altérations du sang et de la nutrition générale avec les divers troubles névropathiques, il est facile de comprendre comment toutes les maladies qui diminuent la crase sanguine, débilitent les forces et ralentissent la nutrition, peuvent prédisposer aux désordres du système nerveux. C'est ainsi que les maladies de l'estomac (dyspepsies et gastrites) qui empêchent l'alimentation et par suite appauvrissent le sang, que les maladies aiguës qui épuisent les forces et conduisent souvent aussi à l'anémie, enfin que les maladies chroniques particulièrement celles qui s'accompagnent d'un ralentissement notable de la nutrition, la goutte, le rhumatisme, le diabète, etc., toutes ces maladies communes en débilitant l'organisme deviennent de véritables causes prédisposant aux maladies nerveuses.

Aussi n'est-il pas étonnant de voir beaucoup de personnes nerveuses se plaindre des troubles digestifs les plus variés, tels que pesanteurs d'estomac, ballonnement, renvois, vomissements, constipation ou diarrhée ; toutes ces affections, après avoir ouvert la porte aux accidents nerveux, les entretiennent et, au besoin, les aggravent.

De même la convalescence des maladies aiguës, principalement la fièvre typhoïde, la variole, la scarlatine, l'angine couenneuse, détermine quelquefois des complications névropathiques, telles que faiblesse, vertiges, irritabilité extrême, insomnie, évanouissements, palpitations, spasmes, etc. Souvent encore on observe, au cours d'une convalescence de maladie aiguë banale, la récidive d'accidents nerveux graves entièrement disparus auparavant.

Quant aux maladies chroniques, il est bien rare qu'elles ne s'accompagnent pas, au bout d'un certain temps, de symptômes de nervosisme : les troubles chroniques de l'estomac et de l'intestin, nous l'avons déjà vu, sont ceux qui y exposent le plus ; puis viennent en seconde ligne les affections de l'utérus et des organes génitaux chez la femme ; ces affections sont souvent l'origine d'un véritable état névropathique général. Enfin les maladies du cœur et des poumons produisent, en raison de leur incurabilité et de leurs douleurs, un épuisement nerveux suivi d'une grande irritabilité. C'est d'ailleurs un fait d'observation vulgaire, que la maladie rend ordinairement méchants, c'est-à-dire emportés, susceptibles, désagréables les malheureux auxquels elle s'acharne pendant de longs mois et de longues années.

Diathèses. — Mais il est un groupe particulier de maladies qu'on appelle diathésiques ou constitutionnelles et qui ont une affinité plus étroite que les autres avec les désordres du système nerveux. Ces maladies sont d'ordinaire comprises sous le nom général d'*arthritisme :* ce sont les maladies goutteuses, rhumatismales et cutanées ; or, on retrouve leurs principales manifestations intimement associées aux manifestations névropathiques. On voit souvent chez le même sujet une attaque de rhumatisme, un accès de goutte, une éruption eczémateuse ou herpétique de la peau, une crise d'asthme ou de coliques hépatiques, alterner avec un accès de migraine, des névralgies ou d'autres troubles nerveux. On observe une sorte de mélange habituel des symptômes du nervosisme et de l'arthritisme dans le même individu ou mieux encore dans la même famille. Ainsi, tel individu qui, dans son enfance, a été atteint d'affections spasmodiques, de faux croup, de convulsions passagères, etc., qui plus tard a éprouvé de l'incontinence d'urine, des pertes séminales, des migraines et des viscéralgies, sera, à un âge plus avancé, tourmenté par des crises d'asthme ou des éruptions cutanées.

Un autre individu qui est névropathe, sans savoir pourquoi, retrouvera dans sa famille un goutteux ou un diabétique : vous apprendrez, en l'interrogeant, que son père était rhumatisant et sa mère asthmatique ou obèse.

C'est qu'en effet l'arthritisme et le nervosisme sont des manifestations maladives de la même famille, l'une pouvant engendrer l'autre ou lui succéder. Et c'est ainsi que nous entrons dans l'étude du rôle considérable joué par l'hérédité dans la production et la transmission des maladies nerveuses.

CHAPITRE VIII

L'hérédité dans les maladies nerveuses.

Conditions générales de l'hérédité physiologique et pathologique. — La famille névropathique. — Hérédité des psychoses : génie, folie et criminalité. — Hérédité des névroses et des maladies organiques.

En effet, toutes les causes que nous venons d'examiner, surmenage intellectuel, surmenage moral, surmenage des divers sens, abus des excitants, séjour dans les grandes villes, mauvaise hygiène et débilitation de l'organisme, anémie et chlorose, maladies aiguës et chroniques, toutes ces causes ne sont le plus souvent que des causes occasionnelles ou prédisposantes. Elles ne font d'ordinaire que hâter, que favoriser l'éclosion du mal nerveux dont le germe est dans l'hérédité. Sans doute, et nous l'avons fait remarquer, ces diverses causes et plus particulièrement le surmenage nerveux, peuvent créer de toutes pièces chez un sujet sain une série de manifestations névropathiques et même une véritable maladie nerveuse, la neurasthénie. Mais le plus souvent elles ne font que préparer le terrain, rendre les gens plus accessibles à la cause des causes, c'est-à-dire à l'influence héréditaire. En effet, ce n'est ni l'alcoolisme, ni les excès vénériens qui créent l'épilepsie, l'ataxie locomotrice, ou la paralysie générale. Les causes occasionnelles peuvent être là pour en activer l'apparition ; mais c'est à l'hérédité névropathique que toutes les maladies graves du système nerveux appartiennent.

Cette question nous intéresse peut-être un peu moins ici, puisque ce livre s'adresse surtout aux gens nerveux et aux névropathes ; et pour eux la connaissance des causes occasionnelles que nous avons énumérées est de beaucoup la plus importante. C'est surtout en effet contre ces premiers éléments de leurs maladies nerveuses qu'ils doivent être prévenus, pour les éviter. Mais il n'est pas moins utile qu'ils sachent quelles peuvent en être les terribles conséquences et le rôle joué par l'hérédité dans le développement et la transmission de ces accidents nerveux dont ils sont les premières victimes.

L'*hérédité*, tout le monde le sait, est un phénomène qui consiste dans la reproduction chez l'enfant ou le descendant de traits de ressemblance existant chez le parent ou l'ascendant. C'est un fait d'observation vulgaire que la constatation de ces ressemblances physiques, de ces analogies de conformation qu'on rencontre couramment dans les familles ; la reproduction héréditaire de ces formes matérielles constitue une loi générale de la biologie. Il s'agit là de l'*hérédité anatomique* qui transmet la forme, la régularité ou l'irrégularité des traits, qui donne « les airs de famille » et reproduit certaines particularités d'espèces ou de races telles que le nez à la Bourbon, le profil grec, etc.

On observe de même des ressemblances frappantes du caractère, des appétits, des allures, des instincts moraux, des aptitudes biologiques, telles que la force physique, la faculté de procréation et la durée de la vie, entre les membres d'une même famille ou les sujets d'un même peuple. C'est là un nouveau genre d'hérédité, l'*hérédité physiologique*. A ce nouveau genre peut être rattachée l'*hérédité psychique*, qui consiste en la transmission des facultés intellectuelles, de la mémoire, des talents artistiques, etc.

« Les exemples de cette hérédité abondent dans l'histoire et on peut citer nombre de familles célèbres dans lesquelles telle ou telle brillante faculté s'est transmise des parents aux enfants pendant une série de générations. » Dans la peinture, par exemple, on peut citer en Angleterre la famille des Londseer, en France celle des Bonheur, en Hollande celle des Téniers. Dans la musique on constate des faits analogues. « La famille des Bach est la démonstration la plus curieuse qui puisse en être donnée. Il est sorti de cette famille pendant plus de deux cents ans (1550-1800) une foule d'artistes de premier ordre. » Mais c'est surtout dans le domaine scientifique qu'on retrouve des qualités intellectuelles spéciales se perpétuant pendant plusieurs générations. Ainsi « les Bernouilli mathématiciens et les de Jussieu botanistes sont des exemples de familles où se sont perpétuées pendant plusieurs générations et dans une branche d'études spéciales, les traditions scientifiques [1] » (Ribot).

Ces faits d'hérédité physiologique et psychologique établissent donc nettement la facilité avec laquelle se transmettent les qualités et fonctions du système nerveux, à l'état normal.

Il en est de même malheureusement à l'état *pathologique*. Il y a une *hérédité pathologique* aussi forte et aussi puissante que l'hérédité physiologique. Les vices de conformation et les maladies se transmettent aussi facilement que les qualités physiques ou morales des parents.

Cette hérédité des maladies n'est que trop évidente pour les affections telles que la scrofule, la tuberculose, la syphilis, la goutte, le cancer, etc. Et cepen-

---

[1] On trouvera les notions les plus complètes sur cette importante question dans l'excellent ouvrage de M. Th. Ribot, *L'hérédité psychologique*, in-8, Félix Alcan, 4ᵉ édit., 1890.

dant, c'est encore dans la transmission des prédispositions et des maladies nerveuses qu'elle acquiert son maximum d'intensité et de fréquence. « A l'état normal, comme à l'état pathologique, l'hérédité régit et gouverne les phénomènes biologiques ; mais nulle part peut-être plus que dans les maladies du système nerveux on ne trouverait une démonstration plus frappante de cette vérité, entrevue dès les premiers temps de la médecine[1]. »

Nous allons donc examiner rapidement quelles sont les conditions de cette hérédité et à quelles lois elle obéit. Les lois qui régissent l'hérédité à l'état normal s'appliquent également à la plupart des états pathologiques qui peuvent affecter l'organisme.

L'*hérédité* est d'habitude *directe et immédiate*, c'est-à-dire que les parents transmettent eux-mêmes et immédiatement à leurs enfants le vice pathologique qu'ils possèdent. Toutefois l'hérédité directe peut ne pas être immédiate ; elle peut passer une génération ; la goutte en offre de nombreux exemples ; la maladie goutteuse du grand-père est transmise au petit-fils par le père, sans que celui-ci en ait été atteint : c'est l'*hérédité indirecte* qu'on appelle encore *hérédité en retour*, ou *atavique*. Cette *hérédité indirecte* peut venir d'une branche collatérale : on en retrouve la trace chez les oncles, tantes ou cousins germains : c'est l'*hérédité collatérale*.

L'*hérédité directe* peut être *croisée* : c'est alors le père qui transmet sa maladie à la fille, ou la maladie de la mère qui se développe chez le fils. En effet, l'influence de la mère n'est pas, en principe, plus active que celle du père, au point de vue de l'hérédité proprement dite ; mais une maladie de la mère pendant

---

(1) Déjerine. *L'hérédité dans les maladies du système nerveux.* Paris, 1886.

la grossesse peut exercer un retentissement spécial et déterminer une modification pathologique de même nature sur l'enfant qu'elle porte dans son sein.

Enfin l'influence héréditaire peut s'exercer sur l'âge même de la vie où doivent apparaître les ressemblances transmises : si le phénomène héréditaire se produit chez les enfants avant d'être apparu chez les parents, ce qui est assez commun, c'est de l'*hérédité anticipée*. S'il se produit au même âge chez les ascendants et les descendants, c'est de l'*hérédité homochrone*, enfin s'il se produit beaucoup plus tard, c'est de l'*hérédité tardive*.

Telles sont les lois générales qui président à l'hérédité normale et pathologique : voici maintenant les différences qui existent et les variétés de nuances qu'on peut observer.

Tandis qu'à l'état normal les caractères physiques ou psychiques des parents sont transmis plus ou moins intégralement, mais le sont toujours sous le même aspect et dans le même sens, à l'état pathologique, ce ne sont pas toujours les mêmes caractères morbides ou les mêmes maladies qui se transmettent : il y a des séries d'affections qui peuvent s'engendrer réciproquement et alterner héréditairement les unes avec les autres. Ainsi, les maladies nerveuses, par exemple, constituent une véritable famille très étendue et très variée dont les différents membres peuvent se reproduire : l'aliénation engendrera par exemple l'épilepsie, la neurasthénie engendrera l'hystérie, ou réciproquement ; mais on peut également rencontrer un épileptique ayant donné naissance à un épileptique, un hystérique ayant engendré un autre hystérique.

En somme, il y a là deux modes distincts d'hérédité, quant à la nature du produit : d'une part, c'est l'*hérédité dissemblable* ou *hétérologue;* d'autre part, c'est l'*hérédité similaire* ou *homologue* : dans le premier cas l'enfant hérite bien d'une maladie nerveuse, mais différente de celle de ses générateurs ; dans le second cas, l'enfant est atteint de la même affection que ses parents.

Dans les maladies nerveuses qui nous intéressent ici, l'hérédité directe et avec prépondérance des caractères du père ou de la mère s'observe souvent. D'après Richard, voici quelle serait l'échelle des probabilités pour la prépondérance de la transmission :

La mère atteinte d'une tare nerveuse communiquera cette tare :	*Le père atteint d'une tare nerveuse la transmettra de préférence :*
1° A la fille qui ressemble le plus à la mère ;	1° Au fils qui ressemble au père ;
2° Au fils qui ressemble au père ;	2° A la fille qui ressemble au père ;
3° Au fils qui ressemble à la mère ;	3° A la fille qui ressemble à la mère ;
4° A la fille qui ressemble au père.	4° Au fils qui ressemble à la mère.

L'hérédité ne frappe pas en effet tous les enfants d'une même famille de la même manière et avec la même intensité. Elle semble s'attacher surtout à ceux qui offrent une ressemblance physique ou morale avec le porteur de la tare pathologique. Si la mère est hystérique ou tuberculeuse, seront de préférence hystériques ou tuberculeux ceux de ses enfants qui lui ressembleront le plus, qui seront, comme on dit vulgairement, le plus de son côté.

L'hérédité peut encore suivre d'autres modes : elle peut s'exercer exclusivement sur les enfants du même sexe : tantôt ce sont les garçons, tantôt ce sont les filles qu'elle frappe isolément.

Puis la transmission héréditaire peut n'être que *partielle* : un enfant peut prendre le caractère moral de ses parents sans en avoir les caractères physiques ; il peut, au même titre, hériter des qualités physiques sans être atteint des défauts psychiques de ses ascendants, ou inversement.

D'autre part, le mal héréditaire peut se partager et se répartir à doses plus ou moins égales à l'instar d'une véritable succession : on cite quelquefois l'histoire d'un pharmacien qui avait à son actif trois sortes d'accidents : des ulcères, des coliques rénales et la goutte ; en bon père de famille il fit trois parts de son héritage pour ses trois enfants, qui eurent l'un la goutte, l'autre les coliques et le troisième les ulcères.

Enfin un des côtés consolants de ce lugubre tableau, c'est que cette hérédité des maladies n'est pas toujours fatale, on voit souvent dans les familles des descendants que l'hérédité n'a pas touchés : quelquefois même on observe de véritables contrastes ; en somme, la loi de l'hérédité pathologique comporte des exceptions.

Il est également bon d'ajouter qu'il ne s'agit souvent que d'une hérédité de prédisposition ; dans ces cas, l'hérédité n'a ordinairement qu'une action lente dont l'influence peut être reculée jusqu'au delà du tombeau par une prudente hygiène : elle constitue alors une sorte d'état latent qui peut attendre longtemps et toujours, avant de produire ses fâcheux effets ; c'est la fusée enfoncée dans le sol qui ne partira pas, tant qu'on ne mettra pas le feu à la mèche ; cette hérédité de prédisposition peut être très avantageusement modifiée.

Et s'il est utile de savoir que l'influence héréditaire peut être renforcée et en quelque sorte cultivée, qu'elle peut devenir d'autant plus active qu'elle dure depuis plus longtemps dans la même famille, il est consolant de penser qu'on peut assister à la rétrocession progressive et à la disparition complète de ces influences héréditaires, grâce à l'intervention des procédés hygiéniques et d'un certain concours de circonstances que nous étudierons bientôt.

Auparavant nous allons jeter un coup d'œil rapide sur cette *famille névropathique*, si bien décrite par M. Féré, famille constituée par la réunion de toutes les maladies nerveuses et de quelques affections parentes pouvant se reproduire réciproquement ou se succéder les unes aux autres.

La Famille névropathique. « Les maladies du système nerveux, qu'elles se manifestent par des troubles psychiques, sensoriels ou moteurs, offrent entre elles des affinités nombreuses : on peut dire qu'elles constituent une seule famille indissolublement unie par les lois de l'hérédité [1]. »

Nous avons vu qu'on pouvait actuellement distinguer deux grandes espèces de maladies nerveuses : celles dans lesquelles il y a une lésion anatomique des organes, cerveau, bulbe, moelle et nerfs, et celles dans lesquelles on n'a pu encore reconnaître la moindre altération matérielle des tissus nerveux.

Parmi ces dernières appelées névroses, on peut classer toute la série des maladies mentales, appelées psychoses, et groupées sous le nom commun d'aliénation

Or, « la transmission héréditaire des psychoses, qui a été la première reconnue, est une vérité aujourd'hui universellement admise » (Déjerine). « L'hérédité des affections mentales est la cause primordiale, la cause des causes de ces maladies. » (Trélat.)

L'hérédité des passions de divers ordres est suffi-

---

(1) Ch. Féré. *La Famille névropathique*, 1884.

samment connue pour que nous n'ayons pas besoin
d'y insister. On sait que quelques-unes d'entre elles,
arrivées à un certain degré de développement, le jeu,
l'appétit sexuel, l'avarice, peuvent se transmettre
intégralement des parents aux enfants.

« L'hérédité de la tendance au vol est devenue aujourd'hui de connaissance vulgaire, et on peut dire
que la plus grande partie des criminels sont moralement et héréditairement imbéciles. » (Déjerine.)

Mais c'est dans la folie proprement dite qu'on voit
le rôle prédominant de l'hérédité et c'est là qu'il est
intéressant, comme l'a fait M. Magnan, d'observer la
progression lente, mais fatale de la gravité des accidents mentaux en raison du développement de l'imprégnation héréditaire. « Plus cette imprégnation
sera grande, plus facilement agiront toutes les causes
banales telles que les chagrins, les fatigues, les veilles,
qui par elles-mêmes sont absolument impuissantes à
déterminer l'éclosion des troubles intellectuels. L'observation journalière démontre en effet que l'aliénation mentale ne se développe pas chez le premier
venu, au hasard, mais qu'elle ne germe au contraire
que sur un terrain préparé par l'hérédité. » (Déjerine.)
Les causes extrinsèques, morales ou physiques, telles
que chagrins, émotions vives, excès, alcoolisme, grossesse, traumatisme, etc., ne sont en réalité ici que
des causes déterminantes : certaines même de ces
causes, l'ivrognerie, les excès, la violence des émotions, sont un véritable indice de l'état névropathique. Féré fait remarquer avec raison que « ne fait
pas d'excès vénériens ou intellectuels qui veut » et
qu' « on ne devient fou d'amour que parce qu'on
avait un amour de fou ». De même Lasègue avait
déjà dit : « Ne devient pas alcoolique qui veut. » Il y
a déjà dans ces conditions une prédisposition d'ori-

gine héréditaire sur laquelle l'hygiène est chargée de veiller.

La consanguinité, qu'on invoque aussi fréquemment pour expliquer les désordres de l'aliénation, ne serait pas dangereuse en elle-même, si les alliances se faisaient entre parents également sains; mais elle ne fait souvent qu'augmenter et multiplier l'influence héréditaire d'une tare nerveuse qui existe déjà dans la famille.

En somme, toute folie grave est d'origine héréditaire; mais il est utile de connaître que certaines formes légères, telles que la manie et la mélancolie simples, relèvent plutôt de l'influence des causes extérieures que de la prédisposition. On peut donc espérer, en présence de ces deux formes, une modification favorable du terrain et de la souche héréditaire, dans le sens de la régression.

Il faut aussi tenir compte, dans l'étude de ces accidents mentaux, du rôle que peut jouer, pendant la conception, l'ivresse du père, et pendant la grossesse les contrariétés ou les crises nerveuses chez la mère; ces causes peuvent exercer une influence des plus fâcheuses sur l'enfant et le prédisposer à l'aliénation. L'ivresse engendre souvent, dans ces cas, l'épilepsie, l'imbécillité ou l'idiotie, de même certaines émotions morales peuvent aider au développement héréditaire de ces maladies. C'est pourquoi M. Féré rappelle « qu'Hésiode prescrivait de s'abstenir du coït au retour des cérémonies funèbres ». Et l'histoire nous apprend qu'un des enfants adultérins de Louis XIV, conçu pendant une crise de larmes et de remords de Mme de Montespan, touchée par la grâce du jubilé, conserva pendant toute sa vie un caractère de tristesse mélancolique qui le fit nommer « *l'enfant du jubilé* ».

Les manifestations psychopathiques se transmettent donc par l'hérédité ; mais elles ne se transmettent pas toujours sous la même forme et ne viennent pas toujours elles-mêmes de véritables accidents mentaux. La folie peut se transformer en hystérie ou en épilepsie chez les descendants ; de même l'hystérie et l'épilepsie peuvent engendrer la folie.

Il y a cependant un groupe de vésanies auxquelles on a donné le nom de *folies héréditaires* en raison de la fatalité de leur transmission.

Mais, le plus souvent, l'hérédité névropathique ne produit pas d'emblée l'aliénation et souvent encore l'aliénation ne produit à son tour que la prédisposition névropathique. Néanmoins on ne saurait trop tenir compte de ce terrible élément, l'hérédité, dans l'évolution et la reproduction des maladies mentales.

Il est vrai que certaines personnes pourraient faire valoir, contre ces menaces de l'hérédité vésanique, l'ancien axiome : « Nullum magnum ingenium nisi mixtura quadam stultitiæ » : Il n'y a pas de génie qui n'ait son grain de folie. On pourrait faire remarquer que l'histoire des familles d'un grand nombre d'hommes éminents, témoigne qu'il existe une combinaison héréditaire fréquente entre le génie et la folie. Mais le plus souvent ce n'est pas l'aliéné qui engendre l'homme de génie, c'est au contraire celui-ci dont la descendance aboutit trop souvent au crétinisme à la déchéance intellectuelle et morale. On ne voit que trop fréquemment les plus grands artistes, les penseurs et les savants les plus autorisés, ou bien n'avoir pas de descendance par épuisement brusque de la race, ou bien être suivis d'une génération amoindrie, névropathique ou criminelle.

En effet, si le génie côtoie la folie, la criminalité s'en rapproche davantage encore. Il est malheureu-

sement plus d'aliénés criminels, que d'aliénés gé-
niaux.

Nous n'avons pas la prétention d'exposer ici la doctrine qui chaque jour se développe davantage, en
raison des nombreux faits qui la confirment, doctrine
qui établit un rapport étroit entre la dégénérescence de la folie et la criminalité : ce sont, dit Féré,
« des manifestations de même famille : la plus grande
partie des criminels ont des explosions de violence,
des terreurs nocturnes, des perversions de l'idéation ;
quelques-uns sont ou deviennent épileptiques ou
aliénés ». Mais nous devons signaler cette triste association héréditaire pour mieux mettre en garde les
familles contre ses désastreuses conséquences.

Nous arrivons maintenant à l'*hérédité des névroses*,
que nous avons étudiées et qui nous intéressent plus
particulièrement, la neurasthénie, l'hystérie, la chorée,
etc. Les troubles névropathiques proprement dits ne
paraissent pas fatalement héréditaires : ils n'intéressent guère que la santé de ceux qui en sont atteints,
mais ne compromettent pas leur descendance. Tout
au plus pourraient-ils développer une certaine prédisposition.

L'hérédité des névroses commence à la neurasthénie,
cette première maladie du système nerveux que nous
avons vue pouvoir être créée de toutes pièces par les
diverses conditions du surmenage nerveux. Et ce fait
est d'une grande importance dans la question qui
nous occupe ici ; car c'est la neurasthénie qui est le
point de départ, « le germe originel d'où dérivent
par développement ultérieur, pour se transmettre
ensuite par l'hérédité, l'hystérie, l'hypochondrie, la
mélancolie, la manie et l'aliénation » (Mobius).

Pour cet auteur, c'est le cercle central des différentes
névroses, par lequel elles sont toutes reliées entre elles.

La neurasthénie peut engendrer la neurasthénie, l'hystérie, ou des formes de névroses beaucoup plus graves. Souvent et très heureusement, si l'hérédité est divergente, une partie seulement des parents étant atteinte, l'affection réapparaît bien chez les descendants ; mais elle reparaît atténuée par mélange d'un sang normal et sous forme de névropathie simple. Si au contraire l'hérédité est convergente et s'accumule pendant deux ou trois générations ; si les deux parents sont neurasthéniques ou l'un neurasthénique et l'autre hystérique, et que la série des alliances entre malades nerveux se continue, on voit arriver les formes les plus graves, et en fin de compte la dégénérescence mentale et physique jusqu'à l'extinction de la race. On peut suivre dans la généalogie de certaines familles et particulièrement de certaines familles royales et princières où la consanguinité se pratique, « on peut suivre la gravité croissante des névroses à travers les générations, à mesure que l'hérédité s'accumule, du fait de mariages consanguins entre névropathes héréditaires » (Déjerine).

La neurasthénie est donc la seule névrose qui ne reconnaisse pas nécessairement et toujours l'hérédité pour cause ; mais une fois qu'elle a pénétré dans la famille on peut la considérer comme le point de départ des autres maladies nerveuses, comme la souche de l'arbre généalogique qui représenterait la caste des névropathes.

L'hystérie qui peut lui succéder est au contraire de nature constamment et exclusivement héréditaire : tantôt elle se transmet directement des parents aux enfants, tantôt on la voit se combiner ou alterner avec la neurasthénie, l'épilepsie ou l'aliénation : elle n'est alors qu'une transformation de ces maladies dans lesquelles elle peut à son tour se transformer.

La plupart des malades hystériques, dit Féré, ont parmi leurs proches parents des aliénés, des épileptiques, des hystériques, des hypochondriaques ou des neurasthéniques. L'hérédité de l'hystérie est assez souvent directe ; mais l'épilepsie engendre aussi fréquemment l'hystérie, plus fréquemment peut-être qu'elle n'engendre l'épilepsie ; l'hystérie s'associe encore héréditairement avec la chorée, le goitre exophtalmique, l'ataxie locomotrice ; enfin les formes légères de l'hystérie peuvent naître de simples accidents névropathiques, mais l'hystérie de l'homme en particulier tient toujours d'une hérédité forte et ordinairement grave.

L'épilepsie peut sans doute venir de l'épilepsie et cependant il n'est pas commun d'observer cette transmission directe ; cette névrose prend plutôt ses origines dans une hérédité névropathique générale et plus spécialement dans les formes graves de l'aliénation et de l'alcoolisme.

La chorée est moins encore de provenance similaire et directe ; mais si elle s'associe fréquemment au rhumatisme dans l'individu et dans la famille, elle a surtout ses racines dans les névroses hystérique, neurasthénique ou épileptique. Il existe toutefois une forme spéciale dite *chorée héréditaire* en raison même de la fatalité et de la constance de sa transmission héréditaire.

En un mot, toutes les névroses bien constituées sont formellement héréditaires et peuvent s'engendrer réciproquement ; elles ont en outre des liens étroits de parenté avec les psychoses ou maladies mentales et peuvent également dans les familles alterner avec elles.

Enfin, il en est de même des *maladies organiques du système nerveux ;* la paralysie générale, les hémorrhagies ou ramollissements du cerveau avec leurs

phénomènes apoplectiques ou paralytiques, les lésions
de la moelle épinière, telles que l'ataxie, la paralysie
infantile, l'atrophie musculaire progressive, la sclérose
en plaques, etc., etc., reconnaissent toutes des origines
héréditaires plus ou moins avérées.

Rien n'est plus commun que l'hérédité de la paralysie générale et du ramollissement cérébral ; l'ataxie
locomotrice est presque la sœur de la paralysie générale ; elle est également associée à l'épilepsie, à
l'idiotie, à la monomanie, au suicide, etc.

Et cette hérédité terrible des manifestations maladives du système nerveux étend plus loin encore son
domaine ; elle se révèle dans les accidents nerveux
d'ordre toxique. Aussi les désordres névropathiques
de l'alcoolisme, du morphinisme, les paralysies consécutives aux empoisonnements par le plomb ou par
certaines maladies infectieuses, tels que le croup, la
fièvre typhoïde, etc., ces accidents nerveux ne se produisent le plus souvent que chez des malades déjà
prédisposés par une hérédité névropathique. Il paraît
en être ainsi pour ces redoutables désordres nerveux
qui suivent les chocs traumatiques graves, comme
ceux qui résultent d'une rencontre de chemin de fer,
et auxquels les Américains ont donné le nom de railway-spine et de railway-brain, c'est-à-dire de moelle
de chemin de fer et cerveau de chemin de fer. Souvent en effet, à la suite de ces collisions, la moelle et
le cerveau des victimes deviennent le point de départ
d'une série de désordres, tels que paralysies des
membres, affaiblissement de l'intelligence, perte de
la mémoire, diminution de la personnalité tout entière
qui compromettent les fonctions nerveuses plus ou
moins définitivement. Or, pour la plupart des auteurs,
ces accidents nerveux consécutifs aux traumatismes,
et auxquels on pourrait donner le nom de *neuro-*

traumatisme, ne se développeraient que chez les sujets prédisposés.

En résumé donc, l'hérédité des maladies nerveuses paraît jouer le plus grand rôle dans leur détermination : or, cette hérédité vient primitivement de simple désordres névropathiques qui s'établissent de toutes pièces chez l'individu et se transmettent en s'accumulant par la consanguinité et l'hérédité dans la famille, sous l'influence d'une mauvaise hygiène prophylactique.

Voilà donc bien établi le rôle important de l'hérédité dans la genèse des maladies nerveuses ; le surmenage et diverses autres causes ayant le même résultat, développent la fatigue, créent les divers accidents névropathiques compris sous le nom de nervosisme, et aboutissent enfin à la maladie d'épuisement qu'on appelle neurasthénie. Celle-ci est le premier degré de la dégénérescence qui se transmet par l'hérédité. Et, alors même que l'hérédité ne communique pas de toutes pièces une maladie nerveuse déterminée, c'est elle qui crée toujours la prédisposition aux névroses graves que les excitants les plus variés peuvent faire apparaître.

Néanmoins il nous paraît utile d'insister sur ce fait que l'hérédité n'est pas toujours indispensable au développement des maladies nerveuses et qu'un certain nombre peuvent échapper à la fatalité de ses lois pour subir l'heureuse influence des notions hygiéniques que nous exposerons.

Mais auparavant nous devons encore signaler une cause sinon de production directe, du moins d'excitation, d'aggravation et de propagation de certaines maladies nerveuses ; nous voulons parler de la contagion par l'imitation.

CHAPITRE IX

La contagion des maladies nerveuses.

« Il existe un certain nombre de maladies et d'actes nerveux dont l'influence est telle, sur ceux qui les voient se manifester devant eux, qu'immédiatement, à leur insu et contre leur volonté, ces assistants se trouvent entraînés à imiter ces actes et à reproduire les symptômes nerveux dont ils ont le spectacle sous les yeux [1]. » Ainsi le rire et le bâillement sont de ces actes qui se propagent de proche en proche dans une réunion d'individus.

Or, s'il est des sujets qui soient facilement accessibles à cette sorte de contagion par imitation, ce sont es névropathes que leur émotivité exagérée fait rire ou pleurer au spectacle de la joie ou de la douleur. Et cette tendance à l'imitation peut, dans certaines conditions, donner lieu à l'éclosion de véritables accidents nerveux. De même que certains individus ne peuvent pas voir une personne vomir sans être pris eux-mêmes de nausées, de même d'autres ne peuvent pas voir une attaque de nerfs sans être poussés à la reproduire. C'est à ce genre de contagion que se rapportent les épidémies de névroses convulsives qui désolèrent le moyen âge et se reproduisirent plus tard sur le fameux tombeau du diacre Pâris : c'est encore à cette cause qu'on peut attribuer la propagation de certaines névroses mentales.

Il est d'observation journalière dans les services d'hôpital où plusieurs hystériques se trouvent réunis, de voir une attaque d'hystérie se propager d'un lit à l'autre et atteindre successivement tous les malades

---

(1) Jolly. *De l'Imitation*, 1864.

qui sont hystériques. On voit encore souvent dans une réunion où s'est produite une émotion vive, plusieurs personnes tomber en syncope et se trouver mal l'une après l'autre. Bouchut raconte l'histoire d'un atelier de femmes, où « sur 400 ouvrières, 115 furent successivement prises en trois jours de syncopes convulsives ». La propagation de cette véritable épidémie nerveuse ne put être arrêtée que par intimidation et en renvoyant de l'atelier toutes les femmes qui étaient malades. Le même procédé fut utilisé dans un collège où sévissait une épidémie de tics bizarres ; le médecin du collège fit allumer un bûcher au milieu de la cour et menaça d'y jeter tous les élèves qui continueraient à faire leurs grimaces. L'effet de cette intimidation ne se fit pas attendre : les tics nerveux disparurent bientôt. Les témoignages de l'histoire établissent qu'il y a eu de véritables chorées épidémiques : c'étaient des chorées hystériques, il est vrai, que ces danses de Saint-Guy ou chorées saltatoires dont l'histoire nous a conservé le souvenir. De nos jours encore, on observe assez souvent des faits de ce genre dans les pensionnats de jeunes gens : j'ai, pour ma part, été témoin d'une épidémie d'aphonie hystérique dans une institution de petites filles.

L'une d'entre elles étant devenue subitement enrouée et ayant bientôt perdu la voix, ne pouvant parler qu'à voix basse, en moins de quinze jours huit de ses camarades étaient atteintes du même accident. On dut congédier et envoyer isolément dans leurs familles toutes celles qui étaient malades, pour éviter la propagation de l'épidémie. Il va sans dire que toutes ces petites malades étaient des nerveuses fieffées, sinon déjà des hystériques.

C'est ainsi d'ailleurs que s'explique le développement d'un grand nombre d'accidents nerveux convulsifs, certains tics, la chorée rythmée, la toux, l'aboiement et le bâillement, les contractures, etc. Or, presque tous ces accidents sont de nature hystérique et il est à noter que c'est surtout chez les hystériques que se fait avec le plus de facilité la contagion nerveuse. Néanmoins on a vu des individus n'ayant jamais eu de crises convulsives, tomber pour la première fois du haut mal, au spectacle d'une attaque épileptique. Sans doute c'étaient des prédisposés, des épileptiques en germe ; mais s'ils n'avaient pas vu la crise qui les a si fortement impressionnés, ils auraient peut-être attendu longtemps encore avant d'être atteints. De même certaines monomanies religieuse, incendiaire ou suicide se développent par la contagion de l'imitation et seraient peut-être restées dans le silence sans cette cause puissante qui les a réveillées.

Et cette contagion ne se produit pas seulement à l'occasion du spectacle de la maladie vraie qu'elle développe, mais le spectacle simulé, la représentation théâtrale et même la simple description écrite ou le récit des accidents nerveux suffit à la produire. L'action de cette contagion est donc très puissante, particulièrement chez les névropathes prédisposés et surtout encore chez les femmes et les jeunes gens. Elle réclame de l'hygiène un régime sanitaire spécial dont l'heureuse influence est souvent mise à profit.

Telles sont les nombreuses et principales causes qui peuvent favoriser ou déterminer l'éclosion des maladies nerveuses : on ne saurait donc prendre contre elles trop de précautions pour en éviter les fâcheuses conséquences. Et c'est pourquoi la connaissance précise et même détaillée de ces causes nous a paru utile à enseigner avant de formuler les règles générales d'hygiène du système nerveux que nous allons maintenant exposer.

QUATRIÈME PARTIE

HYGIÈNE DES GENS NERVEUX

L'hygiène, en général, est la science des moyens propres à maintenir l'organisme en état de santé : dans le cas particulier qui nous occupe, elle a pour but de régulariser et de maintenir en équilibre les fonctions du système nerveux et de mettre obstacle à la production des maladies nerveuses.

Nous venons de voir que certaines maladies nerveuses dont les névropathies, le nervosisme, la neurasthénie, peuvent se développer, sous l'influence de certaines conditions, chez un individu absolument sain, sans tare héréditaire ; nous avons longuement exposé les différentes conditions du surmenage nerveux qui favorisaient le développement de ces maladies, nous avons donc indiqué les causes qu'il faut éviter, pour n'en pas être atteint.

Mais nous avons également insisté sur le rôle énorme que joue l'hérédité dans la transmission et la reproduction des névroses ; de ce côté encore nous avons suffisamment signalé le danger pour engager énergiquement à le fuir.

Nous avons donc dans les précédents chapitres

10.

établi les bases les plus solides de ce qu'on appelle l'hygiène prophylactique ou préventive ; en étudiant les conditions qui favorisent l'éclosion de la maladie, les causes ordinaires qui la produisent, nous avions pour but et pour conclusion naturelle de conseiller l'éloignement du danger, par la suppression des causes et conditions qui l'engendrent. Il nous reste maintenant à exposer comment, par quels moyens, dans quelles circonstances spéciales de la vie, on pourra réaliser les meilleures conditions de santé pour le système nerveux menacé des névropathes.

C'est là ce qu'on appelle l'hygiène proprement dite. Les conseils ou préceptes de l'hygiène devraient, en principe, s'adresser exclusivement aux personnes en parfaite santé, dans le but de les y maintenir ; mais ils seraient probablement très peu appréciés et peu suivis, si la parfaite santé régnait sur la terre en maîtresse absolue. Il n'en est pas ainsi ordinairement et les préceptes hygiéniques sont le plus souvent destinés aux personnes déjà atteintes par la maladie dans le but de leur éviter un dommage plus grand et de réparer le mal déjà fait.

On ne commence en général à se soigner (et l'hygiène est une série de véritables soins de chaque jour) que lorsqu'on commence à être malade et à redouter une aggravation des accidents.

Aussi les conseils hygiéniques que nous allons formuler seront-ils surtout utiles aux *gens nerveux* dont le système nerveux déjà irrité et surtout irritable est menacé de désordres plus graves. C'est dans le but de calmer cette irritabilité maladive et surtout d'empêcher son aggravation que ces conseils seront formulés. Certains pourraient se demander s'il y a bien lieu d'écrire une hygiène spéciale pour les gens nerveux et si les préceptes ordinaires de l'hygiène générale ne sauraient leur suffire.

Sans doute l'hygiène des fonctions nerveuses appartient à l'hygiène générale et se trouve exposée, à grands traits du moins, dans les traités classiques. Ce livre n'a certes pas la prétention de remplacer les préceptes généraux de l'hygiène ordinaire par quelques règles spéciales exclusivement destinées aux gens nerveux. Mais il a pour but, en s'adressant spécialement aux névropathes, d'appeler leur attention d'une manière plus complète, sur le côté faible, le *locus minoris resistentiæ*, de leur organisme et de leur indiquer avec plus de détails les préceptes d'hygiène spéciale aux fonctions les plus menacées, c'est-à-dire aux fonctions nerveuses.

D'autre part, ces préceptes spéciaux à l'hygiène du système nerveux ne sauraient dispenser de suivre les pratiques ordinaires de l'hygiène générale.

Aussi, diviserons-nous cette étude en deux parties : dans la première, nous exposerons les conseils hygiéniques destinés à maintenir ou à rétablir l'équilibre du système nerveux ; nous traiterons de l'*hygiène des fonctions nerveuses* chez l'enfant, l'adolescent, l'adulte et dans l'âge mûr, réservant un chapitre particulier à l'hygiène des femmes nerveuses, puis nous étudierons l'hygiène spéciale de chaque fonction du système nerveux, les sens, l'intelligence, le mouvement et les fonctions de nutrition. Cette dernière étude nous conduira naturellement à la seconde partie, qui comprendra un exposé rapide des *préceptes de l'hygiène générale* (aliments, vêtements, milieux, etc.), en signalant leurs principales applications à l'hygiène spéciale des gens nerveux.

SECTION PREMIÈRE

HYGIÈNE SPÉCIALE AUX FONCTIONS NERVEUSES

Dans tout précepte hygiénique il y a deux éléments à considérer : 1° ce qu'il faut éviter ; 2° ce qu'il faut faire. Ce qu'il faut éviter, nous l'avons déjà suffisamment établi dans les chapitres précédents, d'une manière générale, mais nous serons obligés d'y revenir quelquefois en indiquant ce qu'il faut faire, selon les différentes circonstances de la vie dans lesquelles peuvent se développer les tendances ou les accidents névropathiques.

CHAPITRE PREMIER

Hérédité et mariage.

Mariages consanguins. — Dégénérescence des castes. — Mariages entre névropathes. — Alliances à éviter.

Ce qu'il faudrait éviter en principe, ce serait l'hérédité nerveuse, cette menace terrible qui pèse sur tout descendant de névropathes. Pour ne pas avoir de nerveux, il faudrait ne pas en faire ; or, l'hérédité névropathique ne peut être conjurée que par une sélection bien entendue dans le choix des générateurs. Dans le mariage, dit avec raison Schopenhauer, « il ne s'agit de rien moins que de la composition de la génération suivante. Il ne s'agit pas ici du bonheur ou du malheur d'un individu, mais c'est le bonheur ou le malheur de la race humaine qui est en jeu ».

A toutes les époques et surtout dans l'antiquité, les législateurs n'ont pas songé qu'à la réglementation légale du mariage ; ils ont souvent voulu sauvegarder et fortifier la famille. Considérant que les mariages contractés chez des individus trop jeunes, avaient pour résultat d'affaiblir les enfants et d'en diminuer le nombre, les anciens avaient fixé pour l'homme et la jeune fille une limite d'âge au-dessous de laquelle le mariage était interdit.

Une autre raison, d'ordre purement médical, existe à cette limitation de l'âge, c'est la considération que certaines maladies constitutionnelles ne se manifestent qu'à une époque déterminée, et il paraissait utile d'attendre cette époque pour savoir à quoi s'en tenir sur les garanties de santé qu'apportent réciproquement les conjoints.

Platon était allé beaucoup plus loin : dans sa République idéale, « il n'abandonnait pas aux époux la liberté de se choisir l'un l'autre ; il réservait cette œuvre d'un ordre supérieur à un conseil choisi parmi les plus sages ».

N'est-ce pas dans le même sens que certains législateurs d'une république du Nouveau-Monde ont proposé l'institution d'un véritable baccalauréat ès mariages, les jeunes gens ne pouvant s'unir légalement qu'après constatation officielle de leur parfaite conformance et salubrité.

Cette réglementation hygiénique des mariages ne saurait évidemment passer dans les obligations légales, mais elle ne saurait être négligée dans certaines circonstances où elle est possible, puisqu'il s'agit de ne pas perpétuer par le mariage l'hérédité

nerveuse qui aboutit toujours à la dégénérescence
quand elle ne sombre pas dans la criminalité.

Consanguinité.

Moreau de Tours et Jacobi ont démontré les désastreuses influences de l'hérédité et de la consanguinité
dans les familles royales et princières et dans al
classe aristocratique.

Ils ont cité de nombreux faits établissant la déchéance progressive de ces castes qui se recrutent
entre elles et finissent ainsi fatalement dans l'imbécillité, le crime ou la folie.

Ces faits indiquent bien la nécessité qu'il y a de
lutter contre l'hérédité et de veiller à la descendance :
ils sont en outre de puissants arguments pour l'opinion qui proscrit les mariages consanguins. Sans
doute, si les individus étaient de race pure et saine,
ces unions consanguines ne feraient que fortifier l'espèce, et c'est pourquoi on observe des cas encore assez
nombreux où la consanguinité n'a pas eu de suites
fâcheuses.

Mais le plus souvent les mariages consanguins sont
basés sur des considérations sociales, plutôt qu'hygiéniques : on n'y tient aucun compte des tares héréditaires dont on ne fait que cultiver et développer la
puissante influence par ces unions. Il est bien certain
que le mariage consanguin entre gens nerveux ne fait
qu'accroître l'hérédité névropathique et devrait être
évité à tout prix.

Il n'y a pas seulement à tenir compte de la consanguinité des castes : il y aurait lieu de considérer
souvent un autre genre de consanguinité, celle des
professions. « La dynastie n'est pas nécessairement
souveraine, aristocratique ou nobiliaire, dit Jacobi ;

elle peut être industrielle, commerciale, intellectuelle
et toujours elle obéit à la même loi de dégénérescence.
Voyez ce jeune homme, pâle, faible, languissant; c'est
un *héritier*, le dernier porteur d'un grand nom, le
dernier représentant d'une grande race, heureuse
encore si elle a la chance de disparaître discrètement
avec un anémique et si elle ne s'écroule pas bruyam-
ment dans la fange ou le sang avec un fou ou un scé-
lérat. Voyez cet autre, petit, mal bâti, au front fuyant,
à l'air bête et ridicule, à la mise grotesque de petit
crevé, heureux et fier de se montrer avec quelque
courtisane en renom ; c'est le fils d'un savant illustre,
d'un homme d'État éminent, d'un robuste et rude tra-
vailleur, d'un artiste de talent, etc. »

Les professions qui exercent et fatiguent surtout le
système nerveux, les carrières libérales en particulier,
devraient ordinairement éviter de s'unir entre elles
par le mariage. Car il est rare que les gens qui
s'adonnent à ces professions ne soient pas déjà ou ne
deviennent pas facilement des gens nerveux : dès
lors, leurs descendants auront quelque chance d'être
des névropathes, et, de leur union, naîtront ensuite
de véritables névrosés.

Sans doute les mariages entre familles de gens de
lettres, d'artistes et de savants peuvent faire courir
la chance d'une progéniture géniale ; mais le génie
se transmet moins souvent que la folie et on sait, par
de tristes exemples, combien il aboutit plus facilement à la dégénérescence ou à la disparition de la
race.

Un homme de lettres, parisien raffiné, avait récemment l'héroïque courage de sortir des habitudes
spéciales de sa caste et de se marier dans le monde
industriel, voire même provincial. Au point de vue
hygiénique et dans l'intérêt de la descendance, c'est

une union de beaucoup préférable à celle de deux autres. jeunes gens issus l'un et l'autre de deux grandes célébrités littéraires. Dans l'une de ces familles qui avait produit un génie, on comptait déjà une aliénée et un paralytique général.

Il est néanmoins hors de doute que ces unions entre gens nerveux peuvent n'avoir d'autre inconvénient que de créer des hyperexcitables dont l'hygiène pourra plus tard modifier et tempérer l'impressionnabilité.

Mais il n'en est plus de même quand il s'agit d'unions entre individus atteints ou menacés de maladies nerveuses déjà héréditaires. Toutefois, l'existence de la neurasthénie chez un des fiancés ne serait pas un empêchement suffisant, pourvu encore que l'autre ne fût pas un hystérique.

De même l'hystérie bénigne, légère, peut-être aussi l'hystérie à grandes attaques améliorée sinon guérie par un traitement et une hygiène sévères, ne constitueraient pas un danger grave pour la descendance, si surtout l'un des époux était absolument sain et nullement névropathe.

De même encore l'hémorrhagie ou le ramollissement du cerveau, qui se sont produits à un âge avancé chez les parents et ont terminé leur existence à soixante-dix ou soixante-quinze ans, ne seraient pas davantage un obstacle sérieux au mariage des descendants.

Mais il devient réellement imprudent d'allier deux familles où l'on trouve, dans l'une la paralysie générale et dans l'autre le tabes, dans l'une l'épilepsie et dans l'autre la grande hystérie, dans l'une encore la paralysie agitante et dans l'autre l'aliénation. En un mot, les alliances entre familles où existe, chez les ascendants une ou plusieurs de ces maladies graves et presque toujours héréditaires du système nerveux, constituent un réel danger de névropathie pour les descendants.

Il en est ainsi des alliances entre ces maladies nerveuses et les maladies arthritiques (goutte, rhumatisme, asthme, herpétisme); néanmoins ces dernières seraient peut-être moins redoutables au point de vue de l'hérédité névropathique directe.

Ce dont il faut surtout tenir compte dans ces unions entre nerveux, c'est du degré de l'imprégnation héréditaire : plus cette imprégnation date de loin, plus le danger sera grand : si au contraire la tare héréditaire n'en est qu'à la première ou seconde génération, ses méfaits seront beaucoup moins redoutables.

Voilà ce qu'il faut éviter pour enrayer la marche ascentionnelle de l'hérédité névropathique. Ce qu'il faut faire maintenant, c'est de mettre en œuvre le procédé de la nature, auquel on a donné le nom de sélection. On sait parfaitement aujourd'hui que, grâce à ce procédé, on peut modifier les espèces végétales et animales et développer dans une race un caractère spécial ou enrayer l'évolution de qualités moins avantageuses. Ces modifications des espèces vivantes, on peut aussi bien les obtenir chez l'homme par des croisements appropriés et répétés qui diminueraient et même effaceraient les menaces de l'hérédité névropathique. Or, ce que les éleveurs font pour les animaux, l'homme a vraiment, dans ce cas spécial, le droit et le devoir de penser à le faire pour lui-même.

Il faut choisir des générateurs sains et vigoureux : il faut unir aux surmenés de la vie mondaine les existences calmes et fortes de la vie des champs; il faut allier les professions manuelles, commerciales, industrielles, aux carrières libérales, intellectuelles et artistiques; il faut aux hyperexcitables associer des na-

tures placides ; mais il faut aussi tenir compte de
ce qu'on appelle l'inclination, dans ces mariages.
Une jeune fille simplement prédisposée deviendra
hystérique parce qu'elle aura été mariée contre son
gré, et, à son tour, elle enfantera des hystériques.

Malheureusement, aujourd'hui la question de dot est
trop souvent la question majeure et préalable : on
s'enquiert de la situation de la famille, de l'apport
immédiat et des espérances de la jeune fille, de la
situation actuelle et de l'avenir du jeune homme;
mais on ne pense guère à s'informer des antécédents
héréditaires et de l'état de santé des jeunes gens. La
santé est cependant un capital plus précieux même
que l'or, et la maladie est une dette qui se transmet et
qu'il est souvent très difficile de liquider.

CHAPITRE II

Vie fœtale et hygiène de la femme enceinte. — Première et seconde
enfances. — Adolescence et âge mûr.

(*Vie fœtale.*)

Enfin, le sort en est jeté, la jeune femme nerveuse
est devenue enceinte : de quelles précautions faudra-
t-il entourer sa grossesse, pour éviter d'abord l'apparition des accidents nerveux auxquels l'expose cette
situation spéciale, pour empêcher ensuite le développement du nervosisme chez l'enfant ? Il faudra l'entourer de toutes les précautions hygiéniques que
nous conseillerons bientôt, c'est-à-dire supprimer,
avant tout, toutes les causes d'excitation physique ou
morale : car l'enfant est en communication directe
avec sa mère, pour tout ce qui est des phénomènes
nerveux en particulier.

M. Féré a démontré, d'une manière irréfutable et
par des expériences physiques faciles à contrôler,
que le fœtus participe entièrement, dans le sein de sa
mère, aux différentes vibrations, impressions et com-
motions qu'elle ressent elle-même.

Sous l'influence de chacune de ces excitations maternelles, l'utérus entre en contraction et exerce alors
une compression correspondante sur l'œuf qui contient le petit être ; cette compression s'exerce, grâce
au liquide amniotique, sur toute la surface du corps

fœtal et le fait ainsi entrer en vibration à chaque impression reçue par la mère.

Ce sont ces excitations maternelles, transmises directement au fœtus sous forme de vibration, qui sont le point de départ de ces mouvements dits spontanés, par lesquels l'enfant ne fait en réalité que répondre et réagir automatiquement aux excitations reçues. On a cité l'exemple d'une jeune mère, presque sourde, qui n'entendait pas très nettement les bruits de la sonnette de l'appartement : l'enfant qu'elle portait dans son sein les entendait pour elle et elle était prévenue qu'on sonnait par des mouvements spéciaux que faisait l'enfant sous l'influence de ce bruit.

L'enfant participe donc complètement à la vie nerveuse de la mère pendant son séjour dans l'utérus ; celle-ci doit dès lors s'entourer de toutes les précautions pour ne pas développer trop tôt l'impressionnabilité de ce petit être prédisposé. On ne saurait trop conseiller aux jeunes femmes dont l'hérédité névropathique menace leur descendance, de passer leur grossesse à la campagne en dehors de toutes les préoccupations, de toutes les tracasseries et de toutes les excitations de leur existence ordinaire. Leur vie doit être calme, leur nourriture réglée, leurs occupations modérées, les périodes de repos prolongées, les bains et même les affusions froides longuement pratiqués, les émotions morales et les plaisirs mondains absolument proscrits ; enfin, on devra surveiller de près et couper court aussitôt aux accidents nerveux qui se développent si facilement pendant la grossesse ; mais en outre faut-il que ces conseils soient pratiqués sans rigueur, acceptés avec confiance sans aucune crainte ni préoccupation, en un mot qu'une bonne hygiène morale préside à l'exécution de ces règles de l'hygiène physique.

Hygiène de la première enfance.

L'enfant est né : sans être encore nerveux, s'il est d'origine névropathique, il sera prédisposé, sous les moindres influences (poussée dentaire, dyspepsie des nouveau-nés, diarrhée) à ce terrible accident qui porte le nom vulgaire de convulsions, et dont les suites immédiates ou ultérieures sont quelquefois si graves. L'*hygiène ordinaire des nouveau-nés* sera donc plus indispensable que jamais à cet enfant chez lequel la moindre indisposition peut réveiller des accidents névropathiques auxquels l'expose son hérédité.

Nous renvoyons pour cette étude aux nombreux traités d'hygiène de l'enfance où sont exposées les règles de conduite à suivre en pareil cas. Nous insisterons surtout sur les conditions spéciales à rechercher pour enrayer les tendances névropathiques du jeune enfant.

Bien que l'allaitement maternel soit en principe recommandé comme le procédé idéal d'alimentation et de première éducation, il faut savoir, dans de trop nombreux cas aujourd'hui, reconnaître son insuffisance et même sa nocuité, particulièrement dans les grandes villes et chez les névropathes.

Toute jeune femme atteinte d'accidents nerveux caractérisés, neurasthénie ou hystérie, toute jeune femme dont la grossesse ou l'accouchement se sont compliqués de désordres convulsifs ou psychiques, toute femme mère dont l'état névropathique accusé s'accompagne d'un état d'affaiblissement général de l'organisme avec chloro-anémie, pâleur des tissus, palpitations, appétit capricieux, seins peu développés, poussée laiteuse peu accusée, etc., toutes ces jeunes mères se trouvent dans des conditions in-

suffisantes sinon dangereuses pour pratiquer elles-
mêmes l'allaitement de leur bébé. A plus forte raison
si la mère est atteinte d'une maladie grave du système
nerveux, grande hystérie, chorée gravidique, épilepsie,
goître exophtalmique ou autre, faut-il absolument
renoncer à l'allaitement maternel ? L'allaitement
mixte, c'est-à-dire sein de la mère et biberon, pourra
dans quelques cas être toléré, si l'hérédité névropathique de la jeune femme n'est pas grave et s'il ne
s'agit que d'insuffisance de la sécrétion lactée; mais
en pareil cas le séjour à la campagne de la mère et de
l'enfant devra être conseillé pour la double raison
que voici : 1º le lait y sera meilleur; 2º les conditions
générales de l'hygiène des gens nerveux y sont plus
faciles à réaliser. Enfin, il faut bien l'avouer, dans la
plupart des cas la nourrice est nécessaire ou du moins
préférable : il faut alors choisir une nourrice saine,
jeune, forte et bien portante, villageoise plutôt que
citadine et surtout pas nerveuse; on lui conseillera
de ne pas donner à téter après une contrariété ou une
émotion vive, de boire de l'eau rougie ou de la bière
légère et de s'abstenir de café, de thé ou d'alcools en
général. Sans doute le séjour de la nourrice dans la
famille et sa surveillance immédiate sont à rechercher ; néanmoins, il vaudrait mieux renoncer à cette
surveillance directe pour avoir le bénéfice du séjour à
la campagne en faveur du nourrisson. Enfin, dans
certains cas, en l'absence d'une nourrice, il faudrait
recourir à l'allaitement par le biberon; dès lors, la
situation devient plus différente encore et nécessite de
plus grandes précautions hygiéniques.

La première de toutes, nous n'hésitons pas à le dire,
c'est le séjour loin des causes d'excitation si variées et
si désastreuses des grands centres, c'est-à-dire le
plus souvent l'élevage du nourrisson à la campagne

et, dans quelques cas où le lymphatisme, l'anémie et la scrofule se combinent au nervosisme, l'élevage sur le bord de la mer. Une hygiène alimentaire stricte, usage exclusif du lait de bonne qualité, en quantité déterminée, administré régulièrement toutes les deux heures, berceau avec oreiller de crin, grands soins de propreté pour éviter toute irritation de la peau, grands bains et, dès la fin de la première année, affusions tièdes sur tout le corps ; chaque jour, promenades au grand air dans la campagne ou le jardin ; ne pas abuser du berçage, ne pas comprimer la tête par le bonnet ou le bourrelet, ne pas réveiller l'enfant pendant la nuit sous prétexte de le faire téter ; ne pas l'exciter par toutes sortes de jeux nerveux et d'agaceries intempestives ; le laisser en un mot s'accroître et se développer, en végétant, dans un milieu calme et salubre, telles sont les principales règles d'hygiène à appliquer aux enfants menacés de névropathie dès le début de leur existence.

Avant d'atteindre la période dite de la deuxième enfance, après l'élevage au sein et le sevrage qui ne devrait être pratiqué que lorsque l'enfant a toutes ses premières dents, il s'écoule quelques années de trois à sept ans dont on s'occupe peu en hygiène ordinaire et qui cependant sont très importantes dans l'évolution du système nerveux.

C'est en ce moment en effet que l'intelligence et les principaux sens de l'enfant s'éveillent, qu'il commence à marcher, à jouer, à parler, à être curieux et à interroger surtout ce qui l'entoure. C'est à ce moment qu'il faut user d'une grande réserve et d'une extrême prudence vis-à-vis de ces enfants nerveux qu'on appelle précoces et dont il est si facile de fatiguer et d'épuiser la nervosité par une hâte intempestive de cultiver leurs qualités. C'est à ce moment qu'on s'empresse souvent et bien mal à propos dans certains cas, de développer leur petite mémoire et d'exciter leur imagination ; on les met à l'étude de la musique et de l'alphabet dès qu'ils paraissent capables d'en comprendre quelque chose ; ou en veut faire de petits prodiges pour émerveiller l'entourage ; or, chez les névropathes qui acceptent plus facilement que les autres ces précoces excitations, on joue avec leur santé d'avenir. C'est l'âge du jeu et de la promenade, à l'exclusion absolue de tout travail imposé et surtout pénible, c'est l'âge des gambades surveillées et des plaisirs de l'exercice entre gamins du même âge ; car la solitude est aussi nuisible à l'enfant que l'éveil trop hâtif de ses facultés cérébrales.

Hygiène de la seconde enfance.

Pendant la seconde enfance proprement dite, c'est-à-dire de sept à quatorze ans, se font en général les premières études, les premiers exercices de l'esprit, les premiers travaux appliqués de la fonction nerveuse par excellence, c'est-à-dire de l'intelligence, de la mémoire et du raisonnement. Ce n'est pas à cet âge encore qu'on peut redouter, ainsi que nous l'avons déjà dit, les funestes effets du surmenage intellectuel. C'est l'âge de l'école primaire et des premières années de collège : on ne saurait, à cet âge, forcer, fatiguer à l'excès et surmener l'intelligence des enfants ; ils ne se laissent pas faire si volontiers et ne donnent en général que ce qu'ils peuvent donner ; ils sont ordinairement incapables de plus grands efforts. Néanmoins les réformes actuelles même dans cette période de l'enseignement ne sont pas exagérées ; si l'on ne saurait craindre de surmener, on doit redouter d'encombrer l'esprit de ces jeunes sujets par des détails et des notions inutiles à leur âge ou à leur carrière, et il y a vraiment lieu de ne pas surcharger les programmes de ces premières études d'une série de connaissances parfaitement inoffensives, mais souvent inutiles.

Il y a, d'autre part et surtout, à ne pas exagérer les déplorables conditions de la sédentarité scolaire. La sédentarité est beaucoup plus redoutable que le surmenage à cette période où l'organisme est en plein développement, en pleine croissance. La sédentarité est plus souvent coupable que le surmenage des tristes effets du régime scolaire exagéré, c'est pourquoi la suppression progressive de l'internat, l'installation des lycées en pleine campagne ou au milieu de grands parcs, enfin l'introduction et l'extension même exagérée des exercices physiques dans les études de la seconde enfance constituent de réels progrès sur les anciennes méthodes universitaires.

Néanmoins nous ne saurions passer sous silence à ce propos les excellentes remarques faites par le Dr Lagrange [1]. L'exercice ne doit pas être pour l'enfant une nouvelle cause de fatigue et d'épuisement; on ne saurait exiger deux choses à la fois également importantes, le développement des forces musculaires et des facultés cérébrales : l'une fatigue autant que l'autre; il faut savoir graduer et proportionner l'une à l'autre selon les âges et les diverses conditions de la vie sociale. D'un autre côté, outre que l'exercice physique ne doit pas être exagéré, il ne devrait pas, à cet âge surtout, constituer une véritable étude difficile et complexe de mouvements spéciaux qui nécessitent une réelle tension d'esprit pour les apprendre et les répéter. L'*exercice gymnastique*,

---

(1) F. Lagrange. *L'hygiène de l'exercice chez les enfants et les jeunes gens*, 1 vol. in-18, 2ᵉ édit., Félix Alcan, 1890.

tel qu'il est compris et appliqué dans beaucoup de
collèges, est loin d'offrir la distraction, la détente et
le repos d'esprit si nécessaires après l'étude intellectuelle. La gymnastique enseignée avec méthode et
par règles n'est pas l'exercice physique que l'hygiène
réclame pour les névropathes de la seconde enfance :
ce sont, avant tout, les exercices musculaires des différents jeux en plein air qui leur conviennent le plus.
Mais chez les névropathes on fera bien d'ajouter les
pratiques hydrothérapiques aux pratiques gymnastiques : on peut, dès la première année, soumettre
les enfants nerveux aux frictions sur tout le corps
faites matin et soir avec un linge trempé dans l'eau
tiède au début, puis de plus en plus froide. Après
la friction, l'enfant se livrera à un excercice actif.
Les lotions tièdes, puis fraîches, enfin froides, faites
rapidement avec l'éponge et suivies d'une friction
sèche sont préférables. L'excellence des pratiques hydrothérapiques à cet âge est tellement reconnue qu'à
Gœttingue on donne des douches aux élèves plusieurs
fois par mois, d'une manière méthodique et régulière,
et qu'on prend même le temps nécessaire sur celui
des heures de classe. M. Dujardin-Beaumetz, à Paris,
a organisé des douches au lycée Fénelon : « Elles rendent, dit-il, de très grands services aux jeunes filles
anémiques et nerveuses. » Enfin c'est pendant cette
période de la seconde enfance que se pose en général
la grosse question de l'avenir social des jeunes gens
Les destinera-t-on à une carrière libérale ? laquelle ?
ou bien les laissera-t-on continuer la profession
commerciale et même manouvrière de la famille ? Or,
il faut bien le reconnaître : il existe aujourd'hui un
véritable entraînement de toutes les classes vers l'instruction progressive et supérieure et vers les carrières libérales ; cet entraînement malsain, déraison-

nable a les plus fâcheuses conséquences pour les individus, peut-être même pour les nations. Il fait déserter les campagnes pour la ville où l'existence est doublement fatigante et difficile ; il encombre les carrières libérales et crée entre ceux qui s'y adonnent une lutte à outrance qui aggrave encore le surmenage intellectuel auquel ces carrières conduisent trop souvent; il névropathise de plus en plus les indi- vidus qui le subissent, il aboutit trop fréquemment, aujourd'hui, aux portes des prisons ou des asiles d'aliénés ; c'est à cet entraînement néfaste pour les professions artistiques ou intellectuelles, pour les études avancées, etc., qu'on doit toute cette catégorie de déclassés qui représentent une forme de la dégéné- rescence.

Aussi faut-il réagir contre cette passion des études fortes et des carrières libérales. Avant d'engager un jeune homme dans la longue série d'examens et de concours qui ouvrent la porte de ces carrières, il faut se rendre compte de ses aptitudes, avoir calculé sa résistance et éloigner systématiquement de ces tra- vaux tous ceux que leur système nerveux délicat, ébranlé, peut-être menacé par l'hérédité, prédispose au surmenage facile et à la névrose consécutive.

Si ces conseils sont surtout applicables au jeune homme, combien ne le sont-ils pas davantage à la jeune fille dont l'excitabilité nerveuse est d'ordinaire plus vive et moins résistante et qui porte en outre avec elle des causes spéciales de déséquilibration et de névropathie. Et, cependant, ces malheureuses subissent aujourd'hui l'influence de ce courant général : l'ambition malsaine de leurs parents les pousse à cette « manie du brevet », comme le dit si bien Peter, dont nous avons signalé les désastreuses conséquences : si un certain nombre de jeunes institutrices sont chaque année internées dans les asiles de folles, le nombre est incalculable de celles qui deviennent névropathes, neurasthéniques et hystériques sous l'influence d'études fatigantes pour lesquelles elles se passionnent, se surmènent et quelquefois se tuent dans un épuisement progressif de leurs forces. Il faut de toute nécessité mettre une barrière à cette manie ridicule et dangereuse qui jette tant de jeunes filles dans la misère et la prostitution, quand ce n'est pas dans la névropathie ou la folie irrémédiables. Il faut crier sus à cette rage de l'étude chez la femme surtout et mettre un frein à cet envahissement du nervosisme par l'excès d'instruction.

Hygiène de l'adolescence et de la puberté.

C'est à ce moment, et chez la jeune fille en particulier, qu'il y a lieu de pratiquer une hygiène bien entendue, si l'on veut éviter les accidents nerveux dont la puberté peut être le point de départ.

L'instinct sexuel qui se développe en général à cet âge et qui, chez les névropathes, peut être plus précoce, demande à être surveillé. Loin de cacher au jeune homme ou à la jeune fille, comme on l'a fait pendant trop longtemps, les conditions organiques et les raisons physiologiques de cette nouvelle fonction qui s'éveille, il est utile le plus souvent de les en avertir tout en les prévenant des précautions hygiéniques nouvelles qu'il faut y apporter : il faut surtout les mettre en garde contre les mauvaises habitudes qui peuvent se développer et ont un si grand retentissement sur l'épuisement nerveux. Les bains fréquents, l'hydrothérapie, la marche, les jeux, la natation et les divers exercices du corps seront très utiles à ce moment. On devra renoncer à l'équitation chez les jeunes gens qui paraissent avoir une certaine excitabilité des organes génitaux.

C'est, d'autre part, à cet âge qu'ont lieu pour les jeunes gens les examens et concours d'où dépendent leurs situations d'avenir ; c'est donc à ce moment surtout que doivent être surveillés et promptement enrayés les dangers du surmenage dont nous avons parlé. Chez les névropathes dont l'intelligence souvent active se fatigue facilement, il faudra régler et modérer les excès de travail intellectuel, empêcher les veilles, obliger au repos de l'esprit et à l'exercice musculaire, pratiquer l'hydrothérapie et, au besoin, l'électricité statique, mais surtout, en cas de céphalée, suspendre aussitôt les occupations mentales et envoyer reprendre un peu plus d'air et de calme dans la vie des champs.

Telles sont les principales règles hygiéniques qu'il faut mettre en pratique dès les premiers âges de l'existence, si l'on veut empêcher ou enrayer l'évolution de la tare nerveuse.

Maintenant, avant de passer à l'étude des conditions d'hygiène spéciale aux différentes fonctions nerveuses chez l'homme et la femme, aux différents âges de la vie, nous allons exposer à grandes lignes quelques préceptes particulièrement utiles aux femmes dont la sensibilité nerveuse est réputée supérieure et, en tout cas, plus délicate que celle de l'homme.

CHAPITRE III

Hygiène des femmes nerveuses.

La puberté. — Le mariage. — La ménopause.

En réalité, l'homme est ou peut devenir aussi nerveux et névropathe que la femme : l'hystérie, dont on a fait si longtemps la maladie spéciale du sexe féminin, se produit aussi souvent chez l'homme et même elle y revêt habituellement des caractères plus graves.

Néanmoins, on ne saurait nier que la femme possède en général une impressionnabilité plus vive, une excitabilité nerveuse plus grande qui l'exposent plus facilement aux troubles nerveux, du moins d'origine émotive ou sensorielle. Mais ce qui joue surtout un rôle chez la femme nerveuse, au point de vue des désordres névropathiques auxquels elle est exposée, c'est la menstruation, cette fonction spéciale qui confie à la femme le rôle si important de la maternité.

L'importance de la fonction menstruelle chez la femme et les conséquences qu'elle a sur son système nerveux ont été bien étudiés par le Dr Icard [1]. Nous ne pouvons mieux faire ici qu'en exposer les principales idées.

L'auteur établit d'abord sur de nombreuses preuves historiques, physiologiques et cliniques qu'il existe

(1) Icard. *La femme pendant la période menstruelle*, 1 vol. in-8°, Félix Alcan, 1890.

une sympathie évidente entre la fonction menstruelle
et les fonctions psychiques et morales chez la femme
Il est d'ailleurs d'observation commune d'observer,
chez les jeunes femmes nerveuses surtout, une altération plus ou moins notable du caractère, de nature
gaie ou triste, calme ou turbulente, pendant les époques menstruelles ou à leur approche ; il est aussi commun de voir certains accidents nerveux, névralgie ou
migraine, ne se développer qu'à l'occasion des époques ; la coïncidence de ces troubles névropathiques
et physiques est fréquente et frappante ; en effet « ces
troubles reviennent mathématiquement tous les mois,
durent pendant toute la période menstruelle, disparaissent avec elle, cessent pendant tout le temps inter-
menstruel pour se reproduire invariablement à la
prochaine menstruation » (Icard).

La menstruation a donc un retentissement manifeste sur le système nerveux et paraît réveiller les manifestations névropathiques auxquelles les femmes
sont sujettes. C'est pour cela que l'hygiène des
femmes nerveuses doit particulièrement viser cette
fonction menstruelle dont le rôle est si important.

La *puberté chez la jeune fille* est ordinairement
l'époque des troubles nerveux qui peuvent se produire ; aussi cette époque de la vie de la jeune fille
doit-elle être l'objet d'attentions spéciales ; il est
absurde d'englober la menstruation dans cette catégorie de mystères honteux qu'il faut dissimuler aux
jeunes filles; on les expose ainsi aux plus graves
accidents. La jeune fille non prévenue, surprise par
cet écoulement sanguin, évite à son tour de le faire
connaître et continue ses exercices et ses occupations
comme si rien de nouveau n'existait ; elle danse,
court, monte à cheval, se refroidit sans autre souci;
bien plus, souvent sous l'influence d'idées plus absurdes

encore, elle essaie de faire disparaître cet écoulement soi-disant honteux et se livre pour cela aux pratiques les plus malsaines. Il nous semble donc utile d'avertir la jeune fille de ce qui doit lui arriver et de lui indiquer à ce moment les précautions d'hygiène élémentaire qu'elle devra suivre.

Il n'est pas moins nécessaire de surveiller à cette époque l'éducation de ces jeunes nerveuses dont l'imagination vive et le cœur ardent se laissent trop facilement entraîner aux sentiments exaltés de la piété ou de l'amour. « La puberté prédispose aux hallucinations et aux conceptions délirantes religieuses. On a constaté que les scrupules religieux sont communs chez les jeunes filles : un enseignement imprudent, l'éloquence entraînante d'un prédicateur ont suffi dans quelques circonstances pour troubler tout à la fois les fonctions cérébrales et les fonctions menstruelles. » (Icard.)

M. Ball cite les cas de jeunes enfants qui, dans l'ardeur d'une foi exaltée, au moment de la première communion, sont pris de troubles nerveux graves, avec délire. Il convient donc d'exercer à cette époque une étroite surveillance sur l'éducation morale souvent exagérée ou faussée que les jeunes filles reçoivent dans les couvents, de calmer et de régler ces idées et sentiments religieux et de reporter l'attention de ces jeunes nerveuses exaltées sur des choses plus terre à terre, mais en réalité plus pratiques et moins dangereuses.

La lecture des romans doit être l'objet de la même circonspection chez la jeune fille nerveuse : « Si votre fille lit des romans à quinze ans, disait Tissot au siècle dernier, elle aura des vapeurs à vingt ans; » et le Dr Icard ajoute avec quelque raison : « Ce conseil est d'autant moins déplacé dans un siècle où nous sommes inondés par les productions malsaines de cerveaux plus ou moins malades ou travaillés par le vice. »

Quant au surmenage intellectuel proprement dit, nous avons déjà eu l'occasion d'en dire tout le mal que nous en pensons chez la jeune fille en particulier : il faut, selon Guibout, ménager l'intelligence de la femme, ne pas la fatiguer par des travaux trop élevés, sous peine de porter atteinte à sa santé et d'épuiser son système nerveux.

En pleine *période active de la menstruation,* les troubles névropathiques peuvent se développer chez les femmes prédisposées sous l'influence de la grossesse et de l'accouchement. Nous avons déjà indiqué les règles hygiéniques qui doivent présider à la grossesse de toute femme nerveuse tant dans son intérêt que dans celui de son enfant. Il nous reste à traiter ici une question très importante : la question du mariage, non plus au point de vue de l'hérédité, mais au point de vue de la santé personnelle de la femme.

Le mariage, c'est-à-dire l'union physique et morale de l'homme et de la femme, est dans l'ordre naturel des choses : il paraît indispensable à la bonne santé habituelle, particulièrement à la santé nerveuse. Les statistiques démontrent que le mariage, même quand il est stérile, est une grande prévention contre la névropathie et l'hystérie. Les anciens et même quelques auteurs modernes regardent la continence absolue comme la cause fondamentale des troubles nerveux observés chez la femme : cette opinion est exagérée. Mais il n'en est pas moins acquis que le mariage dans de bonnes conditions, c'est-à-dire l'union non contrainte et bien assortie de deux êtres qui se sont mutuellement choisis et désirés, constitue, pour la femme en particulier, une situation hygiénique plus favorable à son système nerveux que le célibat et la continence. Sans doute le mariage des hystériques comporte de nombreux inconvénients pour le mari quelquefois et pour la descendance toujours ; mais l'hystérique elle-même, en dehors de toute idée d'exagération passionnelle de la fonction utérine, peut s'améliorer sous l'heureuse influence du mariage. Certains auteurs ont remarqué que les femmes qui ont toujours vécu dans la continence et celles qui, ayant usé du mariage, sont obligées de s'en priver, deviennent facilement névropathes et hystériques.

En somme, la fonction menstruelle pendant toute sa période d'activité crée d'ordinaire chez la femme de véritables besoins génésiques qui peuvent être le point de départ de désordres nerveux, si leur satisfaction est insuffisante ou, dans d'autres cas, exagérée. Encore cette dernière condition paraît-elle comporter moins d'inconvénients que la première. D'autre part, la privation des jouissances sexuelles peut être funeste non seulement parce qu'elle est contraire au but de la nature, mais encore parce qu'elle exerce une fâcheuse influence sur la marche de la menstruation.

On a vu des jeunes filles mal ou douloureusement réglées, avoir des époques faciles et très périodiques aussitôt leur mariage : on voit inversement la dysménorrhée apparaître chez les femmes jeunes auparavant bien menstruées et tombées brusquement dans le veuvage. Or, ces désordres de la menstruation peuvent à leur tour exercer un retentissement fâcheux sur le système nerveux et engendrer des désordres névropathiques correspondants.

La conclusion hygiénique de ces considérations, c'est que le mariage, mais le mariage bien compris et nullement pratiqué comme il l'est trop souvent aujourd'hui, le mariage naturel ou l'union physique et morale de deux êtres humains par attraction et désir réciproques, constitue pour la femme prédisposée aux accidents nerveux, une sauvegarde, une garantie réelle contre l'évolution de ces accidents. Le mariage peut être autorisé dès l'âge de seize ans chez la jeune fille, pourvu que les conditions de sa santé générale n'y mettent pas obstacle.

La *ménopause*, c'est-à-dire le retour d'âge, la suppression brusque ou progressive des phénomènes de la menstruation, peuvent être également chez la femme prédisposée l'occasion de désordres nerveux plus ou moins graves. Mais quand ces désordres apparaissent, ils nécessitent le plus souvent une véritable intervention thérapeutique et l'hygiène de cet âge, au point de vue nerveux, peut rentrer dans les conditions générales d'hygiène dont nous allons maintenant nous occuper.

CHAPITRE IV

Hygiène des diverses fonctions nerveuses.

Hygiène des sens. — Hygiène morale. — Hygiène de l'intelligence. — Les carrières libérales.

Les fonctions nerveuses sont essentiellement les fonctions de sensation, d'intelligence et de mouvement : nous avons vu, en étudiant les conditions dans lesquelles s'accomplissaient ces différentes fonctions, que chacune d'elles donnait lieu à une excitation générale de tout l'organisme et que cette excitation était toujours suivie d'un épuisement proportionnel. « *Excitation et épuisement,* » telle est la formule générale de toute mise en jeu d'une fonction nerveuse quelconque. Tant que les excitations sensorielles, intellectuelles ou motrices ne dépassent pas la mesure, l'équilibre nerveux se maintient, mais si ces excitations sont trop intenses ou trop souvent répétées, elles aboutissent à la fatigue, à la diminution de la résistance nerveuse, c'est-à-dire au nervosisme. Car le nervosisme se compose surtout de faiblesse par fatigue et d'hyperexcitabilité par diminution de résistance.

Aussi la règle fondamentale de l'hygiène des fonctions nerveuses consiste-t-elle à éviter l'excès de fatigue et à déterminer la quantité et la qualité normales des excitations fonctionnelles du système nerveux.

Hygiène des sens.

L'*hygiène des sens* consistera donc pour les névropathes à fuir les excitations fortes et fatigantes de la
vue, de l'ouïe, de l'odorat, du goût et de la sensibilité
générale. En effet, les gens nerveux passent à juste titre
pour être très impressionnables, c'est-à-dire que leur
sensibilité générale et spéciale est ordinairement très
développée et très accessible aux moindres impressions. Aussi devront-ils éviter les sensations excitantes et rechercher partout et en toutes choses les
meilleures conditions du calme le plus complet.

Ils devront ménager à leurs yeux la vue fatigante des
objets variés et multicolores, à leurs oreilles les bruits
trop forts ou trop répétés, à leur odorat les parfums
trop pénétrants, à leur goût les mets trop épicés et à
leur peau les impressions trop irritantes.

C'est pourquoi on doit leur interdire de contempler
les foyers lumineux trop intenses ; la lumière artificielle et particulièrement la lumière électrique, les
couleurs rouge, orange et jaune, qui sont les plus excitantes ; la multiplicité et la variété des objets exposés
aux regards devront céder le pas à la lumière tamisée du soleil, aux couleurs vertes et bleues et à la
simplicité sinon à la monotonie des autres impressions visuelles.

Le sens de l'ouïe, qui devient souvent chez les nerveux le siège d'une hyperacuité vraiment douloureuse
au point de leur rendre désagréables et même pénibles les bruits les plus ordinaires de la vie, devra être
également l'objet de leur attention. C'est un des sens
par où s'introduit le mieux et s'aggrave davantage la
fatigue nerveuse : il sera prudent de le mettre à l'abri
des excitations variées et vraiment fatigantes aux-

quelles il est exposé par le séjour dans les rues bruyantes des villes, la fréquentation des réunions publiques,
théâtrales, musicales, ou le voisinage d'exploitatio ns
industrielles donnant lieu à des bruits stridents ou
continus.

L'odorat, qui est parfois si susceptible chez certains
névropathes que certaines excitations olfactives,
même légères, produisent des accidents nerveux, doit
être également traité avec une sage réserve. L'abus
des parfums, des sels anglais et surtout des respirations stimulantes de l'éther, constitue une nouvelle
cause d'épuisement et d'aggravation des troubles nerveux. Les excitations du goût sont en général moins
actives et par suite moins dangereuses ; mais ne serait-
ce qu'au point de vue purement digestif, les névropathes ne doivent pas s'accoutumer à une cuisine trop
épicée ou à des dégustations trop savoureuses. Ces
plaisirs du goût comportent plus de dangers encore
pour l'estomac que pour le système nerveux lui-même,
et nous verrons bientôt que l'estomac des nerveux a
généralement besoin d'être traité avec égards.

Quant aux sensations générales de la peau, on sait
quel retentissement elles exercent sur l'impressionnabilité exagérée de nos malades ; les chatouillements
et les picotements, les impressions de froid et de
chaud peuvent être le point de départ de troubles névropathiques plus ou moins graves : il faut donc veiller avec soin à l'hygiène des fonctions de la peau et
nous y insisterons surtout en parlant des lotions et
des bains si favorables à ce point de vue.

Le sens génital est sujet à de fréquentes altérations
chez les névropathes : tantôt il est trop excité tantôt
comme engourdi et éteint ; il peut être quelquefois perverti. Il faut veiller avec soin aux abus qui peuvent
se produire de bonne heure chez les hyperexcitables ;

ils pourraient être la cause d'accidents nerveux et même de maladies graves de la moelle. Il n'y a sans doute aucune règle fixe à formuler pour l'exercice de ces fonctions spéciales ; mais il est utile de prévenir les nerveux contre les dangers de leur hyperexcitabilité génésique à laquelle ils auraient tort de s'abandonner : cette apparente exagération de leur virilité est déjà un des symptômes de leur déséquilibration nerveuse.

Il sera nécessaire de surveiller l'évolution de ce sens chez les enfants nerveux et de distraire leur imagination de ces excitations précoces ou trop intenses par des exercices physiques, des bains et d'autres distractions. Il est assurément difficile de déterminer le « *quoties* » normal de ces plaisirs ; il peut être variable selon les sujets et les âges ; mais si « *l'hebdomade* » des anciens ne suffit pas à tous, le « *quotidie* » de quelques modernes doit le plus souvent être considéré comme un abus. En tout cas, les névropathes ont, plus que tout autre, le devoir d'observer une sage réserve dans l'exercice de ces fonctions.

Hygiène morale.

Avant de parler des phénomènes intellectuels, nous devons dire un mot de la sensibilité morale des gens nerveux qui est, elle aussi, trop souvent exagérée. Nous avons vu le rôle que joue le surmenage moral dans la production des maladies nerveuses. Les émotions morales fortes ou répétées, telles que la frayeur ou l'ennui, peuvent aboutir à de graves désordres névropathiques chez les sujets prédisposés. Aussi faut-il à tout prix éviter ces émotions et particulièrement les émotions pénibles. Les récits terrifiants, les contes absurdes, dont on se plaît quelquefois à effrayer l'imagination des enfants, doivent être formellement proscrits. Il faut même éviter plus tard cette éducation sentimentale et religieuse, qui chez les nerveux peut avoir de tristes conséquences.

La crainte de l'enfer, du péché, des punitions, etc., et autres terreurs de même nature, sont simplement anti-hygiéniques et même dangereuses ; dangereuses également ces idées exagérées de piété mystique ou de sentimentalisme platonique dans lesquelles se complaisent trop facilement les jeunes imaginations névropathiques. Plus tard, les soucis, les préoccupations, les chagrins, les contrariétés de toutes sortes et, dans un autre ordre d'idées, l'exaltation morale due à la plupart des passions humaines, constituent de réels périls pour la santé des gens nerveux. Il faudra donc écarter autant que possible des névropathes toutes ces nouvelles causes d'excitation morale et d'épuisement. Il faudra les prémunir contre ces impressions pénibles de l'existence par une sage philosophie plus positive que celle qu'on enseigne encore aujourd'hui. C'est chez les névropathes surtout qu'il faut s'attacher à détruire les préjugés, à fortifier le caractère et à morigéner les idées pessimistes ; c'est à eux surtout qu'il faudra inculquer de bonne heure les notions pratiques de la vie, afin de les mieux aguerrir contre ce nouveau genre d'intempéries morales.

La saine morale du plaisir raisonnable, qui est en somme la vraie morale physiologique de l'avenir, entraînera l'esprit et les sens dans une prudente recherche des excitations agréables ; celles-ci donnent la mesure du plaisir permis ; sitôt qu'elles deviennent fatigantes, il faut les éviter. Le plaisir est l'état normal de l'organisme, mais il faut en fuir l'abus pour ne pas tomber dans l'état anormal, c'est-à-dire dans la maladie. Les névropathes, auxquels il est plutôt utile de faire voir en rose qu'en gris, doivent néanmoins se souvenir que la tempérance dans le plaisir est la condition nécessaire de la santé.

Nous étudierons plus tard le rôle véritablement thérapeutique qu'on peut faire jouer à l'état moral des névropathes pour l'amélioration et la guérison de certains accidents nerveux. « Persuadez-vous que votre santé est bonne et elle pourra le devenir; car la nature n'est qu'un écho de l'esprit[1]. » Les termes du problème philosophique sont, il est vrai, renversés ; c'est plutôt l'esprit qui est l'écho et l'expression de la nature ; mais il n'en reste pas moins acquis que l'état moral réagit sur l'état physique et les névropathes sont, plus que d'autres encore, soumis à cette influence.

Si on les entretient dans la crainte continuelle de leurs malaises, qu'on effraie leur imagination et qu'on abatte leur courage, on peut notablement aggraver leur état maladif. Si au contraire on leur fait espérer la guérison, qu'on stimule leur énergie morale, qu'on secoue leur torpeur, on sait les merveilleux résultats que le médecin peut retirer de cet entraînement moral à la guérison.

Hygiène de l'intelligence.

L'exclusion formelle de toute espèce de surmenage est la condition première de l'hygiène intellectuelle. Nous avons déjà indiqué avec quelles précautions il fallait surveiller l'évolution des phénomènes intellectuels et graduer l'intensité du travail cérébral, car ce travail est peut-être de toutes les fonctions nerveuses celui qui produit le plus d'excitation, dépense le plus

(1) Feuchtersleben. *Hygiène de l'âme*, 1860.

de forces et par suite aboutit le plus rapidement à
la fatigue et à l'épuisement.

On ne saurait trop insister sur l'utilité qu'il y a à
ne pas commencer trop tôt l'instruction des enfants.
Sans doute, la lutte pour la vie s'est transformée : ce
n'est plus la force musculaire, ce n'est plus l'agilité à
la course ou au combat, c'est l'activité intellectuelle,
l'habileté et même l'astuce dans les affaires qui domi-
nent aujourd'hui. Mais il faut savoir ne pas fatiguer
trop vite et économiser cette monture désormais indispensable, le cerveau. J.-J. Rousseau a dit avec raison :
« Si l'on arrive à rendre un enfant robuste et physiquement bien développé jusqu'à la puberté, ses progrès intellectuels seront ensuite plus rapides. » Il ne
s'agit pas toujours de se presser pour arriver bon
premier, il faut pouvoir tenir son allure jusqu'au
bout. Non pas qu'on doive s'en remettre aux conseils
du philosophe et ne pas demander aux enfants autre
chose que de savoir lire, jusqu'à l'âge de douze ans ;
mais il faut mesurer, mieux qu'on ne le fait souvent, ses
prétentions en instruction à la force et à la résistance
de l'organisme, selon les âges et les individus. Il ne
faut pas épuiser chez l'enfant les forces de l'homme à
venir. Une bonne et solide intelligence ne se soutient
guère qu'avec un corps robuste et sain ; les véritables
génies, les vrais grands hommes, savants, littérateurs
ou artistes sont ordinairement vigoureux et de solide
constitution. Il n'y a vraiment pas d'intelligence de
fonds sans des assises matérielles robustes et résis-
tantes. C'est qu'aujourd'hui il est bien établi que l'un
ne va pas sans l'autre et qu'il n'y a pas les différences
qu'on croyait autrefois entre la bête et l'esprit. Il faut
donc au début surtout cultiver l'état physique, le
corps et savoir attendre pour la culture intellectuelle
que le moment en soit venu. On ne doit pas faire

manger à l'enfant de nourriture solide, et surtout de la viande, avant qu'il n'ait des dents, sous peine de lui faire un mauvais estomac ; on ne doit pas, de même, exiger de son jeune cerveau un travail auquel il n'est pas suffisamment préparé, sous peine d'en faire un fourbu de l'esprit.

On a quelquefois l'occasion d'observer certaines intelligences qui, trop pressées et soumises à une sorte de culture intensive pendant la période scolaire, s'étiolent rapidement et n'aboutissent à rien dans la vie, après avoir donné les plus belles promesses et avoir remporté les premiers prix des concours académiques.

Il faut donc, en thèse générale, tant au point de vue hygiénique qu'au point de vue social, ne pas commencer de trop bonne heure la culture des fonctions intellectuelles et laisser au corps le temps de prendre le développement nécessaire.

D'autre part, n'y aurait-il pas lieu, dans beaucoup de cas, d'étudier les prédispositions natives, les tendances et les aptitudes spéciales, et de ne pas condamner, à la légère, aux durs travaux de l'esprit ceux que leur instinct ne pousse pas dans cette voie ou ceux dont les facultés intellectuelles ne paraissent pas suffisamment développées. Il y a, nous l'avons déjà signalé, une dangereuse tendance générale à pousser l'instruction des jeunes gens jusqu'aux dernières limites, à s'imposer même des sacrifices dans ce but qui est bien souvent inutile et quelquefois dangereux.

Le travail intellectuel, fait justement remarquer le Dr Riant, est plus rude qu'on ne croit, et cependant ce sont souvent les plus faibles et les plus délicats qu'on y destine, dans la crainte que l'insuffisance de leurs forces physiques ne leur permette pas d'aborder les travaux manuels.

Or, c'est dans les carrières intellectuelles de tout ordre que la maladie et la mort font le plus de victimes : il serait donc utile de choisir pour les travaux de l'intelligence les sujets les plus résistants, pourvu que d'ailleurs leurs goûts les y entraînent. Mais il est imprudent de forcer la nature, de contrarier les aptitudes et surtout de soumettre aux dures besognes de l'esprit les affaiblis, les névropathes et certains héréditaires plus ou moins dégénérés.

Nous avons déjà dit un mot de la haute culture intellectuelle chez la femme, à propos du surmenage scolaire ; nous n'insisterons pas de nouveau sur ces questions. La femme n'est assurément pas destinée par la nature à exercer les professions qui paraissent réservées à l'homme ; mais à toute règle il y a des exceptions, et il est certes des femmes dont le cerveau est suffisamment organisé pour aborder les carrières intellectuelles même difficiles. Il est en outre très naturel que la femme cultive son esprit, particulièrement dans certains milieux sociaux : elle est appelée à être la compagne et l'amie de l'homme ; elle doit pouvoir, dans certains cas, l'aider dans ses recherches et partager un peu ses travaux. La sympathie intellectuelle s'ajoutant à la sympathie morale ne fera que consolider les liens d'amitié d'où dépend le bonheur de la famille. Loin de nous donc la pensée de proscrire la culture de l'intelligence, chez la femme ; mais il serait souvent utile de la diriger dans une voie plus pratique et plus attrayante que celle des études chimiques, physiques et sociologiques. Et il sera toujours nécessaire de surveiller, chez la jeune fille surtout, la fatigue nerveuse qui résulte toujours des travaux de l'esprit. La femme, en raison de son impressionnabilité plus vive, se fatiguera plutôt, et l'hygiène de l'intelligence devra être pour elle plus sévère que pour l'homme.

La question du surmenage scolaire est entrée dans une voie nouvelle : on a fait déjà la part de la sédentarité et de la fatigue cérébrale proprement dite : l'hygiène de nos établissements d'instruction au point de vue des travaux intellectuels est chaque jour plus surveillée et mieux comprise. L'introduction des réformes préconisées par l'Académie est appelée à rendre de réels services ; on craindrait plutôt maintenant de tomber dans un excès contraire et de donner trop de place ou une mauvaise direction aux exercices physiques, dont nous parlerons plus loin.

C'est qu'en effet, les travaux intellectuels ne sauraient être continués longtemps : ils exigent la distraction et le repos.

Le repos complet, c'est-à-dire le sommeil, doit être pris pendant plus ou moins longtemps, selon les âges: les enfants doivent dormir neuf heures au moins jusqu'à dix ou douze ans; puis huit heures et sept heures deviennent les quantités minima que les gens qui travaillent de tête et remplissent bien leur journée doivent s'octroyer. Néanmoins, il y a de nombreuses exceptions qui ne s'accordent en moyenne guère plus de cinq heures de sommeil par jour : à moins d'être aussi des exceptions en vigueur physique et intellectuelle, ces travailleurs aboutissent fréquemment à la névropathie et à la neurasthénie.

En tous cas, les gens nerveux et surtout les névropathes, qui s'adonnent aux travaux intellectuels, doivent au minimum prendre huit heures de repos sous peine de voir s'aggraver leur état nerveux.

Quant aux nombres d'heures du travail cérébral, il varie, selon les aptitudes, entre huit et douze heures par jour : dépasser ce dernier chiffre est commettre une véritable imprudence ; cette dose du travail quotidien varie d'autre part avec la diversité et l'abon-

dance des autres occupations : les douze heures appartiennent surtout aux professions intellectuelles mixtes,
où le travail de cabinet est interrompu par certains
exercices professionnels. Mais le maximum quotidien
du travail intellectuel pur ne devrait jamais dépasser
dix heures pour ne pas aboutir au nervosisme cérébral.

La variété dans le travail est une des meilleures
conditions pour éviter la fatigue : la préoccupation
et la réflexion constantes sur un même sujet d'études
ne sauraient être prolongées sans danger.

Enfin, le travail de jour est hygiéniquement préférable au travail de nuit, lequel comporte des excitations lumineuses qui s'ajoutent à la fatigue de l'esprit.

Le travail de nuit devrait être formellement interdit aux névropathes ; mais il existe encore à ce point
de vue de très grandes variétés et aptitudes individuelles dont il faut tenir compte.

Toutefois il ne suffit pas de mettre en pratique ces
conseils d'hygiène spéciale qui s'adressent à l'exercice des sens et de l'intelligence pour éviter les désordres nerveux qui menacent les névropathes. Leur
système nerveux n'est pas irritable et vulnérable seulement par ces côtés ; il peut l'être encore dans l'exercice
des autres fonctions motrices et végétatives. L'abus
de l'exercice musculaire, c'est-à-dire la fatigue physique, la mauvaise direction du régime général peuvent également déterminer certains désordres névrosiques.

Aussi les gens nerveux sont-ils tenus d'observer,
dans l'hygiène générale de l'organisme, certaines conditions particulières destinées à ménager et à diminuer leur irritabilité maladive et dont nous allons
maintenant nous occuper.

SECTION DEUXIÈME

PRÉCEPTES D'HYGIÈNE GÉNÉRALE SPÉCIALEMENT
APPLICABLES AUX GENS NERVEUX

« Une mauvaise hygiène diminue la résistance vitale, augmente l'aptitude à devenir malade et crée la prédisposition morbide. — Tous les cliniciens savent que les chagrins, les influences morales dépressives, l'ennui, la vie en captivité, la privation d'air et de lumière, le séjour dans une atmosphère confinée, l'habitation dans un appartement humide où ne pénètre pas le soleil, tout le monde sait que les excès, le surmenage, l'alimentation insuffisante ou défectueuse diminuent la résistance de l'organisme à l'invasion des maladies auxquelles il est exposé[1]. »

Ces conseils, formulés par M. Bouchard contre les maladies infectieuses, s'appliquent également bien aux affections névropathiques et établissent pour les gens nerveux exposés à ces affections la nécessité de se soumettre aux lois de la meilleure hygiène.

Ces lois régissent toutes les influences qui s'exercent sur la santé et sont capables de la modifier. Telles sont les influences atmosphériques, l'air, la lumière, les saisons, les climats, le milieu d'habitation ; ce sont

(1) Bouchard. *Des maladies par ralentissement de la nutrition,* 1889.

ces influences que les hygiénistes comprennent sous le nom commun de *circumfusa* (choses répandues à l'entour, influences extérieures).

Puis viennent les soins extérieurs du corps, la toilette, les bains, les vêtements, etc., qui constituent les *applicata* (choses appliquées autour de nous).

Le régime alimentaire ou *ingesta* (choses absorbées) comprend l'étude hygiénique des aliments et des boissons.

Enfin, les actes mêmes de la vie sont subdivisés en deux groupes spéciaux, les *gesta* (actes exécutés, gestes et mouvements) et les *percepta* (impressions reçues et perçues, phénomènes de sensation et d'intelligence).

Nous avons déjà exposé les conditions hygiéniques spéciales de ces dernières fonctions, en décrivant l'hygiène des sens et des phénomènes intellectuels. Il nous reste à étudier l'influence des circumfusa, des applicata, des ingesta et des gesta sur la santé des névropathes et à leur indiquer dans quel sens ces influences peuvent être utilisées à leur avantage. Car « le but doit être non seulement d'éviter les maux, mais encore de fortifier la constitution [1] ».

Sans doute, nous l'avons déjà dit, les névropathes sont tenus, plus que d'autres peut-être, à mettre en pratique les conseils de l'hygiène générale, mais il est certaines conditions d'atmosphère, de vêtements, d'aliments et d'exercices qui leur sont, les unes particulièrement nuisibles et d'autres particulièrement utiles. Aussi nous arrêterons-nous surtout à l'étude de ces *conditions de l'hygiène générale spécialement* applicables aux névropathes.

(1) Réveillé-Parise. *Hygiène des travaux de l'esprit*, 1863.

CHAPITRE PREMIER

Circumfusa.

Conditions atmosphériques. — Froid et chaleur. — Climats et saisons. — Air et lumière.

« L'air pur ou impur, libre ou confiné, chaud ou froid, sec ou humide, chargé ou non d'électricité, en repos ou agité, forme un milieu variable dont les qualités ou les défauts, les changements brusques, les altérations accidentelles ou constantes influent notablement sur notre santé. Sans pouvoir nous soustraire entièrement à ces influences ou les dominer, il est néanmoins possible soit d'en assurer les avantages, soit d'en diminuer les dangers[1]. »

L'air atmosphérique agit sur nous physiquement par sa pression, ses mouvements, sa température, l'électricité et l'humidité qu'il contient ; mais il agit surtout chimiquement par sa composition. C'est lui en effet qui fournit aux poumons par la respiration les éléments chargés de revivifier le sang, l'oxygène sans lequel la vie n'est pas possible. Aussi l'une des premières conditions de l'hygiène atmosphérique est-elle d'avoir un air pur et non confiné, non souillé par toutes les émanations gazeuses et toutes les poussières organiques qui se dégagent dans les nombreuses agglomérations humaines. L'air qui sort des poumons n'est pas en effet simplement dépouillé d'une partie de ses principes revivifiants, mais il revient

(1) Riant. *Hygiène*, 1875.

chargé d'acide carbonique et bien plus, ainsi que l'ont démontré des expériences récentes, il contient de véritables principes toxiques qui se mélangent à l'air confiné et l'altèrent de plus en plus.

Nous ne saurions entrer dans le détail des diverses modifications de l'air atmosphérique, pression, composition chimique, lumière, chaleur, électricité, sécheresse, humidité, miasmes, etc., qui peuvent influer sur la santé générale du corps ; nous n'envisagerons que l'action de l'atmosphère et de ses diverses conditions sur les phénomènes névropathiques.

Les gens nerveux paraissent ressentir plus que les autres les diverses influences du milieu atmosphérique. D'ailleurs, il est d'observation ancienne et constante que ces influences exercent une action manifeste et spéciale sur les phénomènes propres de la vie nerveuse. « Un ciel doux, un air pur, un soleil bienfaisant, délivrent l'homme, dans les contrées méridionales, des soucis du présent, et lui procurent cet heureux calme de l'âme si favorable à l'essor de l'imagination. Il était admis en Grèce que l'air de l'Attique rendait philosophe. » (Réveillé-Parise.) Et le même auteur ajoute que le génie ne porte ses plus beaux fruits que sous l'influence d'un soleil ardent et d'une atmosphère pure et brillante.

Sans aller si loin, tout le monde sait l'influence qu'exercent le beau et le mauvais temps sur l'esprit ; et les gens nerveux savent, mieux que tous encore, le rôle que jouent les variations atmosphériques sur l'état de leurs nerfs. Un ciel serein communique à l'âme la limpidité et la transparence de ses reflets bleus ; c'est à l'atmosphère humide et terne des mauvais jours de la grise Angleterre qu'on doit le nom de cette maladie de tristesse et d'ennui qui s'appelle « le spleen ».

« Le froid, l'humidité, les brouillards, les vents impétueux, les rapides changements de température, les pluies abondantes, des hivers sans fin, des étés incertains, orageux, des émanations insalubres, sont de terribles ennemis pour un organisme délicat, nerveux et irritable. » (Réveillé-Parise.)

Chez les poètes, les artistes et les femmes du monde ces êtres nerveux, impressionnables par excellence, les variations de l'état atmosphérique produisent tour à tour des sensations de bien-être, de gaîté, de vivacité, d'entrain et d'ardeur au travail, ou un sentiment de langueur, d'abattement, d'indifférence et même de malaise.

L'action générale des circumfusa sur les névropathes et sur les fonctions nerveuses est donc indiscutable. Quelles sont les conditions favorables et défavorables de cette action ?

Influence du froid, de l'humidité, de la chaleur, de l'état électrique et de la lumière sur les gens nerveux.

En principe, toutes les excitations vives de l'atmosphère sont préjudiciables aux gens nerveux, mais peut-être le froid est-il pour beaucoup le plus nuisible.

La plupart des auteurs s'accordent en effet sur ce point que le froid atmosphérique est en général mal supporté par les gens nerveux, soit qu'il leur cause simplement des sensations désagréables, soit qu'il provoque le retour de souffrances habituelles comme les névralgies ; mais inversement, nous avons vu des névropathes souhaiter le retour de l'hiver avec impatience et être vivement tourmentés de leur nervosisme pendant les chaleurs de l'été. Ces différences tiennent vraisemblablement aux différentes constitutions diathésiques sur lesquelles le nervosisme s'est greffé.

Le froid sec de nos climats tempérés ne comporte en lui-même aucune influence défavorable, il jouit au contraire d'une réputation d'effets toniques et légèrement excitants.

Mais le froid humide paraît justement réputé pour favoriser l'apparition ou le retour de nombreuses manifestations névropathiques, parmi lesquelles il faut citer surtout les névralgies sciatique et faciale, les arthralgies et l'angine de poitrine. Il est vrai de dire que ces manifestations appartiennent le plus souvent à une combinaison spéciale de l'état névropathique avec la diathèse rhumatismale ; il n'en reste pas moins acquis que le froid humide impressionne d'une manière plus active et plus pénétrante les sujets nerveux et peut contribuer à l'aggravation et au retour de leurs accidents névropathiques.

Néanmoins, le froid modéré et sec, en activant la respiration par sa température et la quantité d'oxygène qu'il contient, en aiguisant l'appétit, facilitant la digestion, enrichissant le sang, nous paraît plus favorable aux gens nerveux et anémiques que la chaleur qui amollit les forces musculaires, diminue l'énergie nerveuse, dispose à la paresse et au sommeil, tout en rendant le système nerveux plus excitable.

Une *chaleur* très élevée peut être cause d'accidents graves du côté du cerveau, l'insolation ; des accidents de ce genre sont souvent observés dans les manœuvres militaires pendant les périodes estivales ; chez les marins, on voit se produire, sous la même influence du soleil brûlant, une maladie dite *calenture*, caractérisée par un délire furieux et la tendance au suicide.

C'est d'ailleurs pendant les périodes de chaleur que se produisent dans les grands centres le plus grand nombre des manifestations névropathiques de la criminalité et du suicide. Il faut sans doute tenir compte du rôle que joue l'abus des boissons alcooliques, provoqué par la soif due à ces chaleurs, mais l'influence de la chaleur atmosphérique sur l'excitation du système nerveux n'en est pas moins évidente.

On a signalé, en effet, une plus grande fréquence des maladies nerveuses dans les contrées tropicales, particulièrement chez les sujets non acclimatés; l'action de la chaleur sur les individus est d'ailleurs traduite dans un mot vulgaire « les cervelles surchauffées ».

Dans nos climats eux-mêmes, les névropathes savent à quoi s'en tenir sur les malaises que leur causent les trop fortes chaleurs de l'été. Les hautes températures habituelles de l'atmosphère ont encore un autre inconvénient, c'est de produire une anémie plus ou moins intense qui ne peut qu'aggraver les accidents névropathiques.

Les gens nerveux doivent donc, en principe, éviter les températures extrêmes et choisir, autant que possible, pour lieu de séjour, un climat tempéré, une saison douce, un air calme et pur.

Sans doute on rencontre des névropathes sous toutes les latitudes et dans tous les climats : on en trouve aussi bien dans la Russie septentrionale que dans les zones torrides de l'Équateur ; c'est que partout la cause fondamentale des névropathies modernes, c'est-à-dire le surmenage des sens et de l'esprit, s'est répandu et développé à l'excès. Néanmoins les gens nerveux, qui désirent calmer leur irritabilité maladive et qui peuvent choisir et varier leurs séjours, devront rechercher pendant l'hiver les climats tempérés du midi de la France, du nord de l'Italie et en général des côtes méditerranéennes, Arcachon, Hyères,

Saint-Raphaël, Nice, Menton, Venise et Palerme;
enfin certaines régions pyrénéennes du continent
sont indiquées comme stations hivernales. Mais
encore faut-il, autant que possible, éviter le séjour
des villes elles-mêmes, pour fuir les inconvénients
qu'entraînent fatalement les groupements mondains
qui se font l'hiver dans ces stations. Il faut choisir
un site calme, un séjour riant et presque isolé dans
la zone tempérée où se trouve la ville, mais non la
ville elle-même avec ses bruits, ses turbulences et ses
excitations de toutes sortes.

Il devrait en être ainsi pour les séjours d'été que
l'on fera de préférence dans les pays de montagne tels
que l'Auvergne et la Suisse. Il faudra toutefois éviter
les altitudes trop élevées et les climats à températures
extrêmes qui seraient trop excitants : mais il faudra
également éviter dans ces stations estivales les distractions mondaines, spectacles, concerts, bals et
autres plaisirs bruyants que la clientèle ordinaire de
ces stations entraîne fatalement à sa suite [1].

Du séjour à la campagne.

Le simple séjour à la campagne, au voisinage
de la mer, pendant l'été, est souvent préférable à ces
lointains déplacements qui, sous prétexte de santé,
vous jettent à nouveau dans les plaisirs excitants et
malsains de la vie mondaine des grandes villes. Car ce
qu'il faut surtout à la plupart des névropathes, en
dehors des conditions de climat tempéré, c'est l'air
pur et le calme de l'existence. « Le médecin doit con-

---

(1) Chœx près Monthey, dans le Valais, encore peu fréquenté,
dans un site merveilleux, n'a pas l'inconvénient des stations trop
suivies.

seiller le séjour à la campagne aux personnes faibles et d'une vive sensibilité, dont l'exaltation immodérée, les jouissances, les travaux, les passions ou les maladies ont usé et dévoré la vie. La pureté de l'air, l'aspect de la verdure et aussi ce charme mystérieux de la campagne prédisposent déjà au bien-être. Le repos de la nature à je ne sais quoi qui se communique à l'esprit; dès lors, se calme cette irritation habituelle, cette impatience maladive propres à ceux qui exercent fortement leur système nerveux. » (Réveillé-Parise.)

Cette nécessité, ce besoin du séjour à la campagne, pour reposer des fâcheux effets de la vie agitée des villes, est devenu comme instinctif et a passé, en quelque sorte, dans les mœurs des populations urbaines. C'est ce besoin qui fait qu'une fois au moins par semaine, dès les premiers beaux jours, le Parisien s'échappe loin de l'atelier et des grands magasins pour respirer un peu d'air pur et goûter le calme des champs. Malheureusement, les champs et bois des environs de Paris sont encore trop près et trop envahis par la foule ; malheureusement encore ces promenades hebdomadaires du Parisien sont souvent de simples et fatigantes parties de plaisir, si ce n'est de débauche, qui n'ont que le nom de parties de campagne. Et puis ces séjours aux champs en plein air sont trop précipités et trop courts pour remédier au mal qu'ils ont pour but de combattre.

Pour que le séjour à la campagne puisse procurer tous les bénéfices qu'on en peut attendre, il faut qu'il soit prolongé au moins pendant quelques semaines, que ce soit une véritable demeure de nuit et de jour, que l'habitation y soit saine, bien exposée, en plein air et au soleil et non dans un bas-fond humide et froid ; il faut pouvoir s'y livrer à un exercice modéré et abandonner tout travail et toute fatigue nerveuse. Il ne

faut pas emporter aux champs, quand on y va par
raison de santé, les livres et les soucis habituels ; il
faut absolument oublier les tracas de la vie pour se
consacrer entièrement au repos ou à la promenade.
Certains névropathes, auxquels on a conseillé de fuir
la ville et d'habiter les champs, croient avoir fait
suffisamment, en s'installant rapidement et à tout
hasard, dans une maison et même dans un appartement de la banlieue urbaine. Puis chaque jour ils viennent à la ville, où, après un trajet plus ou moins long
en chemin de fer, ils se livrent avec la même fiévreuse
activité à leurs occupations ordinaires. Ils rentrent fatigués le soir et dorment à la campagne pour revenir
le lendemain à la ville. Et ils s'étonnent que leur état
nerveux ne s'améliore pas plus rapidement. Mais un
tel séjour à la campagne est purement illusoire, il ne
saurait profiter qu'à la femme et aux enfants qui demeurent nuit et jour dans le calme et le plein air de
ce séjour.

Il est certain que la tendance s'accentue chaque
jour davantage à émigrer de la ville à la campagne
au moins pendant quelques mois ; il y a dans cette
manifestation une sorte de phénomène instinctif, qui
relève de l'instinct de conservation ; les conditions
sociales même les plus médiocres ressentent également
ce besoin et tendent par tous les moyens à le satisfaire. Il ne faut pas croire d'ailleurs qu'un château
soit nécessaire en pareil cas ; le petit jardin et l'hum-
ble chaumière du poète latin Horace sont souvent
préférables, au point de vue hygiénique, aux somp-
tueuses villas, pourvu que l'air soit pur et le milieu
calme et paisible.

En outre de ces conditions d'air pur, de climat tempéré, et surtout d'existence calme et presque mono-
tone que le névropathe excitable doit rechercher, il

faut tenir compte des conditions de lumière dont la nécessité est indispensable à la santé. Le manque d'air et de lumière des appartements, des ateliers et des magasins de la ville est en grande partie la cause de cet étiolement, de cette anémie spéciale des villes qui s'ajoute encore aux excitations de la vie urbaine pour créer, entretenir ou aggraver le nervosisme. La privation de lumière étiole les plantes, les décolore, comme elle décolore, en les anémiant, les êtres humains. A la campagne au contraire, la pleine lumière ajoutera son action tonique et reconstituante aux autres bénéfices de la vie des champs.

Toutefois, il est une classe de névropathes auxquels le simple séjour à la campagne dans la solitude et le calme ne conviendront pas : ce sont les mélancoliques et les attristés, ou bien les imaginations ardentes et trop poétiques, faciles à la rêverie et recherchant l'isolement ; ce sont enfin certaines natures enfiévrées qui ont absolument besoin de mouvement, d'occupation et de distractions. A tous ceux-là qui ont un égal besoin d'air pur, de lumière et du calme des champs les voyages et les excursions pourront rendre d'importants services, en les arrachant à leurs préoccupations habituelles et en tonifiant leurs muscles et leur sang par l'exercice et la marche au grand air.

Nous n'insisterons pas sur les autres conditions atmosphériques qui paraissent influer dans certains cas sur l'état nerveux et dont la plupart des auteurs ont étudié les effets sans pouvoir en tirer de réelles applications pratiques.

Tels sont l'*état électrique* et la *pression* de l'atmosphère, les *vents*, les *saisons* et les *influences sidérales*.

Tout le monde sait que la surcharge électrique et l'abaissement de pression qui se produisent dans l'atmosphère pendant les orages exercent une influence fâcheuse sur les gens nerveux en particulier et peuvent redoubler l'intensité ou provoquer l'apparition d'accidents névropathiques variés ; mais il est difficile d'éviter ces influences qui sont en dehors de nos prévisions et de notre intervention directe.

Quant à l'action des vents, on peut les considérer en général comme une cause d'excitation nerveuse, mais ils agissent surtout en raison de leur température et de l'état d'humidité dont ils s'accompagnent. Les vents secs de l'est ont la réputation d'être plutôt excitants ; inversement les vents humides et chauds du sud produiraient une action calmante et dépressive sur les névropathes.

L'action des saisons ne s'exerce également qu'en raison de la température et autres conditions atmosphériques qui caractérisent chacune d'elles ; on peut assurément éviter les influences nuisibles des températures extrêmes de l'hiver et de l'été en choisissant pour séjour l'un ou l'autre de ces climats tempérés dont nous avons déjà parlé. Les névropathes devront en outre se garantir contre les brusques changements de température qui se produisent surtout en automne et au printemps ; c'est à ces périodes de l'année que les variations atmosphériques saisonnières provoquent l'aggravation ou la réapparition des sensations douloureuses, névralgies et douleurs musculaires.

On ne croit plus guère aujourd'hui aux influences sidérales qui ont joué autrefois un si grand rôle dans l'interprétation de certains accidents nerveux ; c'est de là que vient le mot lunatique que quelques auteurs appliquaient à l'épilepsie. Les conjonctions astrales et spécialement lunaires jouissaient de la triste réputation de favoriser la production de la folie et autres maladies nerveuses. Ce mot lunatique est encore employé d'ailleurs pour désigner les capricieux, les

individus bizarres, fantasques, mélancoliques, c'est-
à-dire des névropathes. Peut-être, selon quelques
modernes, cette notion de si vieille date repose-t-
elle sur des observations exactes que de nouvelles
recherches scientifiques confirmeraient un jour ?
En tous cas, ces considérations n'offrent pour le mo·
ment qu'un intérêt historique et on n'en saurait déduire aucune indication pratique pour l'hygiène des
conditions atmosphériques favorables aux gens nerveux.

CHAPITRE II

Hygiène de l'habitation et du vêtement.

Lotions et bains.

Ce qui est particulier aux névropathes au double point de vue de l'hygiène de l'habitation et du vêtement, c'est leur frilosité habituelle pendant les saisons un peu froides et leur crainte égale de la chaleur pendant les périodes estivales. Cet état spécial tient à une hypersensibilité de la peau pour les impressions thermiques. Aussi peut-on conseiller de choisir une habitation à double exposition, afin que, pendant l'été, ils puissent se réfugier dans des appartements plus frais et, pendant l'hiver, profiter des quelques rayons de soleil qui apportent plus encore de gaîté et de réconfort moral que de chaleur réelle.

Habitation.

La question du chauffage des appartements doit être l'objet de certaines précautions : le feu de bois dans la cheminée est sans contredit le plus réjouissant et le plus hygiénique, mais il est en revanche le plus coûteux ; le feu de coke vient aussitôt après, mais il doit être actif, en plein foyer, sur une grille bien ajourée ; c'est lui qui dégage le moins de gaz nui-

sibles ; la houille et le gaz d'éclairage répandent dans
l'appartement trop de gaz délétères . Mais les névropathes doivent surtout éviter le chauffage par les
poêles mobiles, qui sans doute produisent une température douce et égale, mais qui dessèchent l'atmosphère et l'imprègnent de vapeurs oxycarbonées dangereuses. L'oxyde de carbone expose en effet à de
graves accidents du système nerveux et produit en
outre, à la longue, une anémie plus ou moins intense
qui favorise encore le nervosisme. Si ce procédé de
chauffage peut être admis dans certains cas, en raison de sa commodité, il doit être l'objet de la plus active surveillance et ne peut-être utilisé qu'avec les
précautions d'une ventilation suffisante.

La lumière doit pénétrer dans l'appartement par
des baies hautes, mais elle doit être tamisée pour ne
pas être fatigante ; il faut surtout éviter chez les gens
nerveux le séjour dans ces appartements modernes
demi-sombres, sinon complètement obscurs, où l'œil se
fatigue à reconnaître les objets et qui rendent d'autant
plus pénible la vivacité de la lumière du dehors. Ces
appartements mal éclairés ont en outre le désavantage
de favoriser l'étiolement des malheureux qui se con-
damnent à y demeurer, par raison de bon goût ou de
mode stupide. La même remarque peut s'appliquer à
la manie moderne qui consiste à encombrer les
pièces de toutes sortes de bibelots, de meubles ou de
tentures qui y prennent la place de l'air et diminuent
la capacité respiratoire de l'habitation.

En outre de ces conditions qui ressortissent plutôt
à l'hygiène générale, les gens nerveux devraient rechercher la plus grande sobriété et le luxe le plus
simple dans la décoration de leurs appartements. Il
faut tenir compte des mille excitations variées et par
suite fatigantes qui résultent de la contemplation

—

quotidienne d'objets d'art et de bibelots aux formes bizarres, de tentures et de tableaux, de glaces et de dorures aux couleurs voyantes et souvent criardes. Les tons excitants de la gamme des couleurs devraient être proscrits de la décoration : tels le rouge, le bleu vif, le jaune brillant, etc.; les teintes plutôt foncées, les tons calmes et reposants, la plus grande simplicité de l'ameublement devraient être, avant tout, recherchés des névropathes.

Quant à la lumière artificielle, malgré les avantages précieux et les progrès rapides de l'éclairage électrique à domicile, celui-ci nous paraît absolument contre-indiqué chez les hyperexcitables : la bougie et la vieille lampe à huile demeurent encore les procédés d'éclairage artificiel les moins fatigants.

Enfin, une dernière et très importante condition d'hygiène à observer pour les gens nerveux, c'est l'éloignement des bruits de toutes sortes, roulement des voitures sur les pavés, sifflets et grondements des machines, etc., qui sont si désastreux à l'hygiène nerveuse des habitants de la ville. C'est en effet, à notre avis, une des grandes causes du nervosisme des gens de la ville que ce bruit continuel et assourdissant au milieu duquel ils sont obligés de vivre et qui est une source d'excitations fatigantes, bien que le plus souvent non perçues. Le pavage en bois, dont la généralisation est malheureusement trop peu rapide, est appelé à diminuer cette cause de fatigue tant nocturne que diurne et il devrait, à ce point de vue, préoccuper davantage nos édiles trop peu hygiénistes. L'initiative privée qui a déjà compris l'importance de cette amélioration a pu déjà la réaliser dans certains quartiers, grâce au concours intelligent de leurs habitants.

Vêtement.

Que dire de spécial pour les *vêtements* ?

Les névropathes, en raison de leur frilosité, recher-
cheront de préférence la laine, qui est le tissu hygiénique par excellence ; ils se défieront des brusques
changements de température aux saisons du printemps et de l'automne et prolongeront, autant que
possible, l'usage du vêtement de laine. Pendant l'été,
les étoffes légères fournies par le chanvre et le lin
les mettront à l'abri d'une chaleur excessive et redou-
tée ; mais ils feront bien en tous temps de porter directement sur la peau la camisole de flanelle qui
absorbe la sueur à mesure qu'elle se produit, empêche son évaporation trop rapide et évite ainsi les
refroidissements imprévus. « La flanelle, dit Réveillé-
Parise, conserve le calorique animal, excite doucement
la peau et absorbe promptement la sueur, trois pré-
cieuses qualités que nul autre tissu au monde ne
possède réunies. »

Les vêtements devront, en outre, être suffisamment
amples, maigré leur élégance, pour ne gêner en rien
les mouvements ou les fonctions organiques. La
liberté de la circulation ne doit pas être gênée au cou
par des cravates ou des cols trop étroits ou rigides ; la
liberté de la digestion et des fonctions du foie ne doit
pas être compromise par l'application de corsets trop
serrés qui déforment la taille, bien loin de l'embellir.
Les corsets sont assurément utiles pour assurer la
rectitude du tronc et soutenir les seins volumineux,
mais ils ne doivent jamais comprimer le thorax, et,
l'enserrant comme dans un étau, nuire en même temps
à la respiration, à la circulation et à la digestion.
L'abus du corset étroit produit des déformations et

des atrophies du foie, et aboutit, par tous ces inconvénients, à l'anémie grave qui prédispose toujours
aux désordres nerveux.

Soins du corps. Cosmétiques. Lotions et bains.

Ces soins hygiéniques ont primitivement pour but la
propreté et tendent à débarrasser la surface du corps
des poussières qui s'y attachent et des produits de
sécrétion (dépouillement de l'épiderme, sueur, matière
sébacée) qui s'y accumulent. Ils consistent d'ordinaire en lavages, ablutions et bains auxquels on
ajoute quelquefois des substances aromatiques variées.
En général, l'emploi mais surtout l'abus de ces
aromes, de ces parfums odorants est nuisible aux
névropathes ; ces principes volatiles qui font partie
presque nécessaire de la toilette moderne, ces essences
plus ou moins chimiques et malsaines, outre qu'elles
peuvent irriter la peau, exercent surtout leur action
irritante sur l'odorat et la respiration et par l'excitation artificielle qu'elles produisent ne peuvent qu'a-
jouter à l'irritabilité habituelle du système nerveux.
Elles sont donc en principe condamnables.

Il en est bien autrement des lotions et ablutions
d'eau froide dont l'usage tend, comme par une sorte
d'instinct préservatif, à se généraliser. Les nerveux
se trouvent bien « des lotions froides pratiquées journellement au lever et on sait combien l'usage du *tub*,
emprunté aux Anglais, tend à entrer dans nos mœurs.
C'est sur le système nerveux que l'eau froide porte
particulièrement son action. Elle est, avant tout, un
modificateur de ce système, et c'est par son intermédiaire qu'elle détermine des effets toniques, excitants,
sédatifs, suivant la température de l'eau employée.
L'usage journalier de l'eau froide, sous une forme ou

sous une autre, dans les soins de toilette corporelle, favorise le bon fonctionnement de la peau, active la nutrition et régularise les fonctions nerveuses [1] ».

Chez l'enfant déjà, ainsi que nous l'avons dit, on peut commencer la pratique de ces ablutions et lotions quotidiennes qui consistent à promener une éponge mouillée, en l'exprimant, sur tout le corps ; mais il faut se servir d'eau tiédie pendant les premières années. Peu à peu on se sert d'eau de plus en plus froide, et chez l'adulte l'ablution froide et même la douche devrait faire partie intégrante et nécessaire de la toilette quotidienne. Certains établissements d'instruction l'ont déjà bien compris et les pratiques hydrothérapiques y font en quelque sorte partie du programme.

L'ablution avec l'éponge ou la pomme d'arrosoir suffisent le plus souvent : ils constituent les véritables procédés hygiéniques de la toilette des névropathes. Nous dirons quelques mots plus tard de l'hydrothérapie proprement dite, c'est-à-dire des douches qu'on utilise surtout dans la thérapeutique des maladies nerveuses.

Le bain froid de rivière ou de mer qu'on peut prendre chez nous pendant l'été, rend également de grands services aux personnes nerveuses, mais moins peut-être que l'ablution froide quotidienne du matin ; il doit être pris après avoir fait une marche ou quelque autre exercice et ne doit pas durer trop longtemps ; on doit éviter avec grand soin l'apparition du second frisson, dit frisson de retour ; pendant la durée du bain qui ne dépassera jamais quinze à vingt minutes, il faudra s'exercer à la natation ou à d'autres mouvements, enfin le bain froid devra être également suivi d'exercice ou d'une promenade.

_____

(1) Guiraud. *Traité d'hygiène*, 1890.

Les bains de mer sont plus efficaces en raison de l'action mécanique des vagues qui viennent fouetter la peau et en raison de la composition chimique de l'eau. Mais ils sont plus excitants que les autres procédés et ils conviennent particulièrement aux nerveux apathiques, chloro-anémiques ou scrofuleux ; ils doivent être déconseillés chez les névropathes trop irritables.

Les rhumatisants et arthritiques nerveux pourront remplacer avantageusement ces pratiques par les frictions sèches à l'aide de gants de crin, de chanvre ou de laine, par les massages et par les bains chauds.

On peut distinguer deux degrés dans le bain chaud, le bain tiède de 25° à 30° et le bain chaud proprement dit de 30° à 40°. Le bain tiède seul convient aux névropathes ; son usage journalier, à moins d'être court, aurait peut-être l'inconvénient d'affaiblir ; mais le bain tiède prolongé tous les trois ou quatre jours est essentiellement calmant ; c'est un des meilleurs moyens de diminuer l'insomnie qui accompagne certaines formes du nervosisme.

Le bain chaud est au contraire stimulant, excitant et ne saurait être recommandé que dans certains états torpides de la névropathie : il doit être formellement évité chez les individus menacés de congestions cérébrales.

Quant aux bains russes (bains de vapeur suivis de douche froide) et aux bains turcs (bains d'étuve sèche avec ou sans douche), ce sont, à vrai dire, des procédés de traitement qu'on ne devrait le plus souvent mettre en pratique qu'après le conseil autorisé du médecin. Ils peuvent chez certains malades avoir de graves inconvénients et même être la cause de morts subites.

CHAPITRE III

Hygiène alimentaire des névropathes.

Des aliments. — Régime général. — Des boissons.

« Une bonne alimentation est une des conditions les plus importantes du traitement des maladies nerveuses.

« L'alimentation carnée de notre siècle et l'insuffisance de la nourriture végétale paraissent être non seulement la cause de l'augmentation toujours croissante des anémies par manque de fer, mais aussi de la majeure partie des anémies nerveuses des neurasthénies et des hystéries qui sont dues à l'insuffisance de substances minérales [1]. »

L'hygiène alimentaire est d'autant plus importante à observer pour les gens nerveux que ceux-ci sont particulièrement exposés aux troubles de la digestion et souvent atteints d'affections des voies digestives. C'est à ce point que, dans certaines maladies nerveuses, la neurasthénie, par exemple, les désordres digestifs sont tellement prédominants qu'ils préoccupent avant tout les malades et sont quelquefois pris par le médecin pour une véritable affection de l'estomac. Les névropathes même sont sujets aux désordres digestifs ; ils ont le plus souvent l'appétit capricieux, irrégulier, quelquefois nul ou exagéré. Les simples nerveux se plaignent presque toujours de constipa-

(1) Kovalewski. *Hygiène et traitement des maladies nerveuses*, Félix Alcan, 1890.

tion ; enfin beaucoup de dyspepsies sont d'origine névrosique. Ces seules remarques suffisent à établir le
rapport étroit qui existe entre les fonctions nerveuses
et les fonctions digestives ; le moindre dérangement
des premières entraîne un dérangement correspondant des secondes et la réciproque est vraie ; les désordres des voies digestives retentissent directement
sur les troubles du système nerveux. Nous l'avons
déjà dit, un individu qui digère mal a d'habitude une
mauvaise humeur, le caractère triste ; réciproquement
les préoccupations, les émotions et les soucis provoquent souvent des mauvaises digestions. Cette corrélation étroite entre le cerveau et l'estomac a permis à
certains auteurs d'en tirer des conclusions exagérées
et absolument contraires : selon les uns, la plupart des
maladies nerveuses viendraient de l'estomac ; d'après
les autres, au contraire, presque toutes les maladies
de l'estomac viendraient du système nerveux.

Quoi qu'il en soit de ces exagérations également
erronées, nous n'avons pas besoin d'insister plus
longtemps pour démontrer la nécessité qu'il y a pour
les gens nerveux et les névropathes de bien observer
les règles de cette partie de l'hygiène générale qui
s'occupe des aliments et des boissons.

On admet d'habitude en principe qu'il faut manger
selon son appétit : ce n'est pas souvent le cas dans la
plupart des affections nerveuses où l'appétit est variable et le plus souvent diminué ou altéré. Il est incontestable que dans ces circonstances on doit ou bien
stimuler l'appétence de ceux que les sensations de la
faim ne tourmentent jamais ou s'opposer à l'abus de
certaines substances peu alimentaires ou nuisibles que
les névropathes recherchent de préférence. Pour ne
citer qu'un exemple, la plupart des nerveux ont une
réelle prédilection pour les substances acides ; il est

bon de veiller à l'abus qu'ils en feraient si l'hygiène ne
les prévenait pas du danger.

Des aliments.

On divise les aliments en deux grandes classes, selon
le rôle principal qu'ils jouent dans l'organisme : d'un
côté sont les aliments assimilables véritablement nutritifs ou plastiques; ce sont ceux qui servent directement à la nutrition, c'est-à-dire à la formation et à la
reconstitution des tissus et qui, de substances alimentaires se transforment par une série de modifications
en substance vivante servant à la réparation de notre
chair et de nos os. Ils comprennent les aliments azotés,
tels que les viandes, les poissons, le pain et la plupart
des légumes.

Dans la seconde classe se trouvent les aliments dits
respiratoires ou combustibles : ce sont surtout des
substances carbonées, telles que les fécules, les sucres
et les graisses ; ils servent particulièrement aux phénomènes chimiques d'oxydation, de combustion et de
respiration, qui entretiennent la vie et la chaleur de
l'organisme. Ces deux sortes de substances alimentaires sont également indispensables et l'on ne saurait
exclusivement composer le régime de l'une ou de
l'autre espèce.

Les *viandes* sont assurément les aliments nutritifs
et reconstituants par excellence. La viande de bœuf
doit être mise au premier rang.

C'est pourquoi on les conseille avant tout dans le
traitement des anémies et de toutes les maladies qui
s'accompagnent d'affaiblissement et d'alanguissement
des forces, lorsque l'état des fonctions digestives n'en
contre-indique pas l'emploi. Elles sont donc à recommander dans les affections nerveuses compliquées

d'anémie ou d'affaiblissement général. Mais il faut
d'ordinaire en modérer l'usage en raison de leurs propriétés stimulantes. On a observé en effet que l'absorp-
tion des viandes rouges et particulièrement du bœuf
est suivie d'une augmentation notable de l'énergie
musculaire et intellectuelle. Et nous avons vu que
cette augmentation de l'activité musculaire et intellectuelle ne pouvait se faire sans être suivie d'un certain état d'épuisement nerveux.

On a constaté qu'un repas de viande chez certains
individus accoutumés au régime purement végétal
produit une sorte de griserie et d'ébriété comparable
à l'ivresse passagère des boissons fermentées. Les
mêmes effets d'excitation se produisent chez les individus qui ont été soumis pendant quelque temps à
une véritable inanition carnée.

L'usage de la viande chez les gens qui vivent au
grand air et dépensent une certaine somme d'activité
musculaire ne comporte pas d'inconvénient ; mais chez
les névropathes plus ou moins sédentaires, qui vivent
confinés dans leur appartement ou se consacrent surtout
aux occupations artistiques ou intellectuelles, l'usage
habituel ou immodéré des viandes saignantes crée une
véritable excitation des fonctions digestives et nerveuses qui ne peut qu'entretenir l'état névropathique.

Pour prescrire avec fruit le régime carné aux névropathes plus ou moins anémiés il faut pouvoir conseiller en même temps le séjour à la campagne et en
tout cas recommander l'exercice musculaire. Il faut
donc manier avec prudence l'emploi souvent abusif,
dans les villes surtout, de la viande rouge et spécialement de la viande de bœuf.

Il nous paraît vraiment utile, ainsi qu'à M. Bouchard, d'appeler l'attention sur les dangers qui résultent de l'emploi vraiment abusif qu'on fait de la viande

dans l'alimentation moderne. Cet abus est surtout nuisible chez les névropathes dont l'existence est sédentaire ; souvent ils restent maigres et pâles malgré une alimentation carnée abondante ; loin de guérir leur anémie, une telle alimentation peut encore l'aggraver en surchargeant le sang des produits d'une oxydation insuffisante et augmentant l'irritabilité du système nerveux.

Le *mouton et les viandes jeunes* de veau et d'agneau sont assurément moins nourrissantes, mais elles sont plus légères : « Certaines personnes qui souffrent de maux de tête mangent ces viandes impunément, tandis que la viande de bœuf augmente leur mal (Leven) ». Le *porc* est d'une digestion plus difficile en proportion de la graisse qu'il contient ; néanmoins les parties charnues et tendres de cette viande doivent entrer, comme variété, dans l'alimentation carnée des névropathes. Les viscères de ces animaux, c'est-à-dire le foie, les rognons, la cervelle et le ris sont surtout utilisables s'ils proviennent d'animaux jeunes : ils sont toutefois moins nourrissants que la chair musculaire.

Les différentes *viandes de gibier*, telles que le chevreuil, le sanglier, le cerf, le lièvre, etc., outre qu'elles sont dures, d'un tissu dense et par suite plus difficile à digérer, ont encore l'inconvénient de nécessiter une préparation culinaire plus ou moins relevée, épicée et quelquefois même faisandée. Ces viandes appartenant à des animaux qui vivent en pleine liberté et fatiguent beaucoup leurs muscles contiennent une plus grande quantité de matières extractives que les viandes de boucherie ; elles sont donc, pour toutes ces raisons, plus excitantes et leur usage habituel serait contraire. Néanmoins leur emploi passager pourra trouver quelques indications dans certaines formes torpides du nervosisme où l'excitation de l'appétence et de l'alimentation sont utiles.

La viande des volailles de basse-cour, telles que le poulet, le pigeon, la dinde, le canard et même l'oie permet d'apporter une grande variété dans les repas; ce qui est très important chez les gens nerveux délicats, difficiles et privés de l'appétit normal. Elles sont en général moins reconstituantes, mais plus digestes, surtout lorsque les volailles sont jeunes; les plus reconstituantes, dont la chair est exquise, sont la dinde et le faisan : le canard et l'oie seraient les plus indigestes en raison de leur chair grasse et huileuse; enfin, le perdreau jeune est le meilleur gibier à conseiller, mais la perdrix faisandée est moins recommandable.

Quant aux conserves de viande, elles ne valent jamais les préparations culinaires fraîches et exposent en outre à des empoisonnements qui, chez les névropathes, sont très douloureux et peuvent prendre des formes graves au point de simuler une attaque choériforme.

Ces troubles, provoqués par la digestion laborieuse de viandes conservées, faisandées ou autres, doivent être à tout prix évités chez les gens nerveux ; ils peuvent, dans certains cas, réveiller des manifestations névrosiques qui sommeillaient depuis longtemps.

C'est au même titre que nos malades feront bien d'éviter, habituellement du moins, l'usage de certains poissons gras, le saumon, le maquereau, les sardines, etc. ; les crustacés, homards, écrevisses, crevettes et certains mollusques tels que la moule comportent les mêmes inconvénients ; ils constituent en outre une nourriture excitante qui ne convient guère aux personnes déjà trop excitables.

Il est bien entendu cependant que nous ne proscrivons pas ces aliments d'une façon absolue ; nous ne voulons que prévenir contre les dangers de leur usage habituel ou immodéré.

En revanche, le poisson de rivière, truite, brochet, carpe, goujon, etc., et certains poissons de mer, la sole, le merlan, l'huître, constituent ici une excellente variété de l'alimentation carnée reconstituante ; la chair de poisson a beaucoup d'analogies de constitu tion avec la chair des animaux terrestres ; c'est, aussi bien que celle-ci, un véritable aliment plastique et nutritif qui a l'avantage de moins exciter le système nerveux.

Mais toutes ces viandes doivent être préparées simplement et presque naturellement ; elles doivent être grillées ou rôties ou cuites à l'eau ; les névropathes doivent éviter les assaisonnements excitants, et ceux qui digèrent mal surtout doivent éviter les sauces grasses et trop acides ou trop pimentées, les salmis et hachis, et en général tous ces mélanges extravagants de la cuisine moderne qui excitent le goût, favorisent les excès de table et fatiguent l'estomac.

Parmi les préparations culinaires de la viande et surtout de la viande de bœuf, il en est une très répandue, qui, malgré les analyses chimiques répétées, conserve l'excellente réputation d'être tonique et nourrissante, tout en étant légère ; c'est le bouillon : or, il est démontré que cette tisane de viande par décoction, à moins d'être maintenue à une température de 150° pendant 6 ou 7 heures sous une pression de 4 ou 5 atmosphères, ne contient presque pas d'éléments nutritifs. Le bouillon est tout au plus un excellent stimulant de l'appétit ; mais il ne faudrait pas se fier à ses vertus reconstituantes pour soutenir ou relever les forces d'un névropathe épuisé : le lait lui est infiniment supérieur, comme aliment liquide. En ajoutant au bouillon du lait, des jaunes d'œufs ou du jus de viande on peut en faire un excellent liquide alimentaire.

Le *lait* est au contraire l'aliment nutritif complet et réparateur par excellence. Dès le XVIᵉ siècle, on le considérait comme un élixir vital précieux et on le prescrivait dans beaucoup de maladies. Il constitue d'ailleurs notre première et exclusive nourriture au début de la vie. Chez les névropathes irritables qui peuvent le supporter, il doit faire la base de l'alimentation. Néanmoins il faut, dans beaucoup de cas, y ajouter tantôt un peu de viande ou de poisson, tantôt des légumes. Le régime lacté exclusif est quelquefois nécessaire et suffisant dans certaines formes de nervosisme. On peut l'additionner d'un peu de sel de cuisine ou de sel de Vichy et même d'un peu de rhum ou de cognac.

Le lait froid est préférable au lait bouilli ou chauffé, bien qu'on ait, dans ces derniers temps, recommandé de le faire bouillir pour éviter les dangers de contagion de la tuberculose. Mais c'est surtout le lait qui vient d'être trait encore tiède et en quelque sorte vivant, qui convient le mieux à l'alimentation. On doit le prendre par verre à intervalles d'une heure et demie à deux heures et chaque verre doit être lui-même avalé par petites gorgées. Nous ne pouvons d'ailleurs pas insister sur l'étude hygiénique générale du lait ; mais nous devions signaler ses avantages précieux dans le traitement et la diététique d'un très grand nombre de formes du nervosisme.

Les fromages, fabriqués avec le lait, seront favorables aux névropathes à la condition de ne pas être trop fermentés ni trop épicés ; les fromages très faits d'un goût très prononcé contiennent des principes excitants et quelquefois indigestes qui ne conviennent pas aux estomacs délicats et susceptibles des gens nerveux.

Enfin, avant de passer à l'étude des substances végétales alimentaires, nous dirons un mot de la *poudre de viande, du sang* et *des peptones.* La poudre de viande est très digestible et très assimilable : à ce point de vue, elle est, dans certains cas, supérieure à la viande ordinaire. On peut la préparer soi-même; on prend trois à cinq livres de viande sans graisse ni tendons; on en fait un hachis ténu qu'on expose toute une nuit, sur une toile métallique, dans un four chauffé à 35° ; on l'écrase, on passe au tamis ce hachis desséché et on ajoute sel, poivre et quelques substances aromatiques au goût du malade. Dans le cas où l'estomac ou l'appétit se refusent à la viande ordinaire et si le malade anémié a besoin d'une reconstitution énergique et rapide, on peut utiliser cette poudre de viande avec grand avantage, à la dose de 100 à 300 grammes par jour.

Il n'en est pas de même pour l'usage qui consiste à envoyer certains malades anémiques boire du sang frais aux abattoirs. Ce sang ne paraît pas jouir, d'après le plus grand nombre des auteurs, de réelles propriétés nutritives ; certains médecins préconisent toutefois dans quelques cas l'usage du sang défibriné ou des poudres de sang. Mais les névropathes dont l'appétit est déjà difficile auront le plus souvent de la répugnance à prendre ces préparations alimentaires.

Les peptones, c'est-à-dire les viandes préalablement digérées par l'action chimique des sucs digestifs, seraient plutôt supportées ; on peut d'ailleurs les mélanger à des vins de Malaga ou autres dont le goût dissimulera un peu celui des peptones.

Enfin chez les névropathes, complètement privés

d'appétit et très débilités, on peut essayer une marmelade de viande composée de viande hachée, saupoudrée de sucre et d'un peu de cannelle et aromatisée avec du rhum ou du cognac ou un vin de liqueur. Nous ne pouvons parler ici de ces désordres névropathiques de l'alimentation qui font refuser toute nourriture aux malades et nécessitent quelquefois l'introduction forcée des substances alimentaires ; il faut cependant, dans certains cas de névropathie et d'hystérie, ne pas hésiter à recourir à ce procédé, sous peine de compromettre de plus en plus les forces et même la vie du malade.

Les *substances végétales*, légumes et fruits, jouent un rôle très important dans l'alimentation des personnes nerveuses. Certaines de ces substances jouissent presque des qualités nutritives de la viande sans en avoir les propriétés excitantes. Certains légumes contiennent autant, sinon plus de matériaux alimentaires que la viande : ainsi les lentilles, les pois, les fèves, etc. ; et cependant le régime végétarien, même avec ces substances, est beaucoup moins excitant que le régime carné. Les céréales, le blé, le seigle et l'orge contiennent une grande quantité de principes azotés. En général, on trouve dans l'alimentation végétale variée et bien ordonnée, outre les principes azotés nécessaires à la restauration des tissus, les principes carbonés, fécule, amidon, etc., nécessaires à la combustion, à la respiration et à la production de la chaleur vitale. Sans vouloir préconiser le régime végétarien à outrance, certains auteurs soutiennent que l'excès de nourriture animale est plus dangereux que l'excès de nourriture végétale surtout dans les conditions d'une vie sédentaire et chez les névropathes : la plus grande quantité de produits azotés dans le régime carné constituent un réel danger d'excitation et d'auto-intoxication, ces produits n'étant pas suffisamment décomposés, absorbés et éliminés dans ces conditions de vie où le mouvement général de la nutrition est ralenti.

Aussi les aliments végétaux doivent-ils être utilisés dans l'alimentation des gens nerveux : il faudra néanmoins prendre garde que certains sont d'une digestion difficile ; que les pois, lentilles et haricots blancs ont besoin d'être réduits en purée pour les estomacs délicats et même d'être débarrassés de leurs pellicules par un tamisage approprié. Les légumes qui contiennent beaucoup de cellulose, et c'est la généralité de ceux qui sont usités chez nous, les choux, les cardons, le céleri, les artichauts, etc., ont besoin d'être très bien cuits. Les asperges, les salsifis et les pommes de terre sont d'excellents légumes alimentaires : la carotte contient plus d'eau et de cellulose que d'éléments nutritifs. Les moins digestes de ces aliments végétaux sont les choux, la salade non cuite et ce qu'on appelle des macédoines de légumes ; les névropathes dyspeptiques devront les éviter à tout prix et prendre de grandes précautions pour la cuisson et la décortication des autres végétaux qui peuvent et doivent entrer dans leur alimentation. Le grand avantage des légumes est de permettre de varier les mets et surtout de ne pas fatiguer l'estomac et de ne pas irriter le système nerveux par une alimentation carnée trop exclusive ; ils calment en effet l'appétit et ne comportent pas de réels inconvénients. Leur préparation culinaire doit être simple comme celle de la viande : une bonne cuisson à l'eau et des sauces naturelles au beurre ou à la crème ni trop farineuses, ni trop acides, ni trop grasses.

Les *légumes secs* et les *pâtes dites alimentaires* constituent encore une variété d'alimentation parfaite ;

mais ils exigent une bonne cuisson, la décortication, et devront être surtout ingérés sous forme de purées ou de potages. Les macaroni, les nouilles, les marrons et les châtaignes devront subir les mêmes préparations préliminaires.

Le racahout, qui n'est autre qu'un mélange de fécule de glands doux torréfiés et aromatisés, avec du cacao, constitue assurément, dans quelques cas, une ressource utile : c'est un aliment digeste, léger et assez réparateur. Mais, le plus souvent, les qualités réelles ordinaires de ce mélange ne méritent pas le prix élevé que le|commerce a donné à ce produit spécial. Il en est encore de même pour la revalescière, excellent mélange sans doute, quelquefois très utile, mais qui en somme ne se compose que de farine de lentilles et n'a pas les propriétés merveilleuses que la réclame habile a su lui constituer.

Les *champignons* et les *truffes*, qu'on peut, au point de vue culinaire, classer parmi les légumes sont des substances très azotées et par suite nutritives et excitantes ; leur texture dense et serrée les rend en outre assez indigestes ; on les dit encore stimulantes et aphrodisiaques ; quoi qu'il en soit de cette dernière propriété, les névropathes en général, et surtout ceux dont l'estomac est fragile, feront sagement de les éviter.

Enfin nous arrivons aux *fruits* : les fruits sont évidemment peu nutritifs ; néanmoins ils introduisent dans l'organisme une certaine quantité d'eau, de sucre et de sels minéraux, qui sont particulièrement utiles aux névropathes. Ils doivent entrer dans leur alimentation, en raison du peu d'excitation qu'ils produisent, de certains avantages laxatifs et de la variété agréable qu'ils offrent aux appétits capricieux et trop peu actifs.

Les fruits les plus digestes sont ·· le raisin, la cerise.

la poire, la pomme, la framboise, l'orange, l'ananas, la prune, la fraise, la figue, la pêche et en général tous les fruits acides, à condition qu'ils soient bien mûrs; les fruits oléagineux ou très charnus, les amandes, les noix, les pistaches, les pastèques et les melons, doivent être réservés aux estomacs robustes. On ne doit en outre jamais manger de fruits dans l'intervalle des repas et, pour certains malades, il est préférable de soumettre à la cuisson quelques-uns de ces fruits, tels que la poire, la pomme et même la pêche.

Maintenant que nous connaissons les propriétés spéciales des aliments les plus usités au point de vue de leur rôle dans les états névropathiques, avant de passer à l'étude hygiénique des boissons, nous allons dire quelques mots du régime alimentaire des névropathes en général.

Régime général.

Nous avons déjà indiqué qu'il faut avant tout rechercher une alimentation simple, naturelle, non excitante; l'usage des condiments dans les préparations culinaires doit être employé dans les cas où il est nécessaire de stimuler et d'aiguiser l'appétit: l'abus doit toujours en être évité, il aboutit facilement à l'irritation des voies digestives, à la constipation et plus tard à la dyspepsie. La cuisine des névropathes doit donc être simple, tout en étant agréable et variée.

La variété constitue un point capital du régime alimentaire des gens nerveux; néanmoins la répétition, la multiplicité moderne des repas qui vont du premier déjeuner au souper en passant par le second déjeuner ou le lunch, le goûter ou le *five o'clock*, le dîner et le thé, au total six repas plus ou moins complets en vingt-quatre heures, cette multiplicité est des plus néfastes. L'estomac auquel on confie une quantité normale d'a liments met sept heures à s'en débarrasser chez les gens absolument bien portants ; il n'est rien d'aussi peu hygiénique que de le charger toutes les trois ou quatre heures d'une nouvelle digestion.

En règle générale trois repas par jour assez espacés devraient être la règle : un premier déjeuner très léger le matin à 7 heures, un second repas confortable, à midi et, le soir, un repas également confortable, qui devrait cependant l'être moins que celui de midi. Or, il est entré dans nos mœurs de faire de ce repas du soir un véritable régal de Gargantua et l'habitude des fastueux et compliqués dîners de ville est une habitude essentiellement fâcheuse pour l'estomac et le système nerveux des névropathes.

Sans doute, s'il fallait tenir un compte absolu et rigoureux de ces préceptes hygiéniques à l'état de santé, les plaisirs de l'existence seraient notablement assombris par les constantes préoccupations de l'hygiène ; mais c'est surtout aux malades que ces discours s'adressent, c'est à ce prix qu'ils obtiendront l'atténuation et empêcheront l'aggravation de leurs tourments névropathiques ou dyspeptiques. Quant au choix des aliments dans les affections nerveuses, il faut distinguer les formes dépressives des formes excitées de ces affections. Dans le premier cas où il faut augmenter la nutrition générale de l'organisme et stimuler toutes les fonctions, on s'adressera aux viandes et surtout à la viande de bœuf qu'on pourra, dans certains cas, donner sous sa forme la plus digestible, poudre desséchée ou marmelade de viande crue finement hachée et aromatisée ; le gibier sera également utile ; néanmoins la nourriture devra toujours être variée ; on y ajoutera des œufs, des légumes et des fruits.

Dans les névropathies avec hyperexcitabilité, il faudra commencer par les œufs, les viandes blanches, les poissons légers et les légumes, alors même que l'anémie concomitante paraîtrait commander l'alimentation la plus tonique : on arrivera ainsi progressivement aux viandes rouges ou saignantes lorsque la période d'excitation sera calmée. Restent alors les particularités individuelles du malade et de la maladie dont le médecin tiendra compte dans les conseils de régime et de traitement qu'il sera appelé à formuler.

En résumé, nourriture variée, obligatoire, toujours tonique sans être excitante, repas réglés, cuisine simple, aucun excès de quantité, tels sont les préceptes essentiels à observer pour les névropathes qui veulent soutenir leurs forces sans irriter leur nervosisme, et ménager leur estomac habituellement très susceptible.

Des boissons.

Ces préceptes sont peut-être d'une rigueur plus stricte encore pour l'usage des boissons. Les liquides sont indispensables à l'alimentation et à la nutrition générale et la plupart des hygiénistes mettent l'eau froide et pure en première ligne. Nous n'insisterons pas davantage sur ce conseil, juste mais sévère, d'un hygiéniste distingué. Chez nous l'eau n'est pas toujours fraîche, ni propre, ni pure au point de vue chimique ou microbien ; mais ce qu'il faut avant tout éviter ici, c'est l'usage et, à fortiori, l'abus des liquides stimulants, infusions de thé, café, etc., des boissons alcooliques.

Nous avons déjà signalé les inconvénients et les dangers spéciaux que les boissons alcooliques comportent pour les névropathes. Le nervosisme rend alcoolisable ; il ouvre la porte aux terribles désastres de l'alcoolisme. En effet, les névropathes aiment et recherchent volontiers les stimulants, liqueurs et vins généreux. Outre la satisfaction du sens du goût, ils en éprouvent une sensation agréable de bien-être et d'excitation. Ces sensations s'épuisent peu à peu et nécessitent chaque jour une dose plus forte du stimulant. C'est ainsi que se développe l'alcoolisme propre aux jeunes femmes nerveuses et si fréquent aujourd'hui. On cite partout de trop nombreux exemples de ces malheureuses victimes, qui en arrivent, comme les morphiomanes, à dissimuler sous les meubles les litres de liqueurs ou de vins d'Espagne qu'elles absorbent en cachette.

L'alcoolisme, si léger qu'il soit, est plus redoutable chez les névropathes que chez tout autre : il s'y produit plus facilement, et y détermine des accidents plus graves. Aussi les gens nerveux doivent-ils plus que tous les autres se défier des vins généreux et en général des boissons excitantes.

Les alcools proprement dits, c'est-à-dire, le cognac, le rhum, le kirsch, etc., ne doivent être utilisés qu'à très petites doses et dans des conditions déterminées. Ils ne doivent naturellement jamais être pris à jeun ou dans les intervalles des repas ; ils pourront seulement être conseillés à la dose d'un petit verre après les repas dans les cas de digestion lente ou difficile, par atonie ou paresse de l'estomac. L'alcool stimule en effet les fonctions digestives, mais son abus peut les altérer et même les compromettre : les dyspepsies des buveurs sont les plus fréquentes peut-être.

Les liqueurs, qui sont d'ordinaire des boissons fortement alcoolisées, ne peuvent être employées par les névropathes que dans les mêmes conditions, en cas de digestion pénible, et toujours avec la plus sage réserve. Elles comportent presque les mêmes dangers que les alcools secs. L'anisette en raison de ses propriétés réputées carminatives, le curaçao en vertu de son action tonique et la chartreuse sont les liqueurs qu'on devra employer de préférence. Mais il faudra se défier de leur usage continuel autant que de leur abus, auquel les gens nerveux se laisseraient volontiers aller.

Les vins qu'on appelle vins alcooliques, le madère, le xérès, le marsala, le porto, etc., qui contiennent jusqu'à 20 p. 100, c'est-à-dire environ 200 grammes d'alcool par litre, sont également dangereux.

Il est d'usage aujourd'hui de conseiller ces vins purs ou mélangés de principes réputés toniques et en réalité plus amers que réellement reconstituants, tels que le quinquina, le columbo, le quassia, etc. C'est un usage purement médicamenteux dont le médecin seul peut, dans certains cas, apprécier l'utilité; mais c'est un usage hygiénique déplorable : les gens nerveux en particulier qui se soumettent d'eux-mêmes et sans avis préalable à ce régime, loin d'améliorer leur état plus ou moins anémique et de réveiller leur appétit, s'exposent à des troubles dyspeptiques qui aggraveront encore leur excitabilité nerveuse et le mauvais état de leur nutrition générale. Il faut proscrire du régime usuel et de la table journalière des névropathes ces vins trop fortement et quelquefois trop peu naturellement alcooliques. Tout au plus peut-on en autoriser l'emploi à la fin du repas à la dose d'un petit verre pour remplacer les liqueurs, si la digestion a besoin d'être un peu stimulée.

Les vins de Malaga, de Lunel, de Chypre, le malvoisie et le lacryma-christi, etc., sont plus doux; mais ils sont souvent aussi alcooliques et doivent être également écartés à titre d'usage hygiénique ordinaire. On ne saurait trop condamner cette récente mode des jeunes mondaines ordinairement très nerveuses, qui servent ces vins à leurs amies au cours de leurs visites ou de leur *five o'clock*. Bien qu'en principe ces petites gourmandises du *five o'clock* dussent être prohibées, l'usage antique du thé était encore préférable.

Les vins ordinaires, de crus plus ou moins renommés, mais dont le degré alcoolique ne dépasse pas 10 à 12 p. 100, constituent habituellement la boisson courante de nos repas. Ce sont en France les vins du Bordelais et de la Bourgogne et, depuis quelques années, les vins du Midi et de l'Algérie qui font les frais de cette boisson alimentaire la plus répandue. Ces vins sont blancs ou rouges : ils sont souvent mélangés soit entre eux, soit encore, malheureusement, avec des vins de raisins secs fabriqués et alcoolisés. Le vin de vendange absolument naturel est devenu aujourd'hui très rare, surtout dans les grands centres où les procédés chimiques de la fabrication du vin sont arrivés à une réelle perfection et trop facilement dissimulés. En général, les vins sont excitants ; « la plupart sont mal digérés on aident médiocrement à la digestion » (G. Sée). Les vins rouges méritent surtout ces reproches au point de vue digestif ; ils doivent même être défendus au plus grand nombre des dyspeptiques.

Les vins blancs sont assurément plus légers à l'estomac et mieux tolérés ; mais ils exercent une action toute particulière sur le système nerveux ; ils grisent plus facilement, leur excitation est plus vive et se fait sentir surtout chez les femmes et les gens nerveux ; ils ne sauraient donc être conseillés quand il s'agira de calmer un système nerveux déjà trop irritable et si leurs propriétés stimulantes doivent être utilisées dans certains cas d'affaissement, ce sera toujours avec une grande prudence. Ces vins n'en méritent pas moins l'excellente réputation qui a fait leur

succès chez nous et à l'étranger, particulièrement
pour ces vins blancs mousseux dont la Champagne a
le privilège.

Les vins de Bourgogne ont quelques-uns de ces inconvénients pour les névropathes ; ils sont également
excitants et conviennent de préférence « aux personnes
phlegmatiques, atones, à digestions laborieuses » (Fons
sagrives) ; les personnes dont le système nerveux est
trop impressionnable « devront s'en abstenir ou n'en
user qu'avec une grande discrétion ».

Les bordeaux sont assurément les plus délicats et les
meilleurs pour nos malades; aussi c'est à l'usage de ces
vins qu'il faut donner la préférence dans le régime
alimentaire des névropathes. Ils sont d'ordinaire faiblement alcooliques, 6 à 8 p. 100, et suffisamment
réconfortants. Mais il est actuellement très difficile
d'approvisionner sa cave ordinaire de vins réellement, simplement et naturellement bordelais. La plupart des bordeaux du commerce ne sont que des
mélanges plus ou moins naturels et alcoolisés, et
l'emploi journalier de ces vins sur la table comme
boisson alimentaire doit être soumise à certaines
précautions.

Les gens nerveux ne sauraient, sans inconvénient,
faire un usage habituel de vin pur : le vin de table
doit être coupé au moins par moitié avec de l'eau ; il
va de soi que l'eau employée doit être potable, c'est-
à-dire pure de tout sel chimique et de tout microbe
nuisibles. Les eaux de source sont les meilleures ;
mais il ne faut pas confondre ces eaux avec les eaux
minérales dites *eaux de table*. L'emploi ordinaire de
ces eaux constitue un véritable et dangereux abus. Il
n'est aucune de ces eaux minérales, pourvu qu'elles
soient naturelles et non fabriquées sur place, qui ne
contienne des principes alcalins, ferrugineux ou

autres dont l'usage quotidien et sans raison est absurde et nocif. Les eaux minérales, réellement actives, ne sont pas et ne doivent jamais être des eaux de table. Ce sont de réels médicaments appropriés à des cas spéciaux dont on ne devrait faire usage que momentanément et sur l'avis formel du médecin. Quant aux eaux gazeuses, elles peuvent être également nuisibles, si elles sont trop chargées de gaz et si l'on s'y accoutume : les eaux faiblement gazeuses seules, à condition d'être pures et propres, pourront être permises

La quantité de vin ne devra pas d'ordinaire dépasser 300 à 350 grammes par repas, c'est-à-dire une bouteille de 70 à 75 centilitres par jour. Le vin pur, outre l'inconvénient qu'il aurait pour la digestion, pourrait, chez les hyperexcitables, déterminer une aggravation des accidents, nerveux ; on a vu parfois des névropathes qui, suivant trop à la lettre le conseil imprudemment donné des viandes saignantes et du bon bordeaux, éprouvaient bientôt un redoublement de leur nervosisme sous l'influence de cette alimentation trop excitante et chez lesquels apparaissaient même les premiers phénomènes de l'alcoolisme, cauchemars, rêves d'animaux, etc., sous l'influence d'une dose exagérée de bordeaux.

Les gens nerveux en général et surtout ceux qui digèrent mal devront donc surveiller l'usage quotidien des boissons vineuses et complètement s'abstenir de vins purs et de vins alcooliques.

La *bière* est évidemment moins tonique et moins excitante ; aussi convient-elle dans certains cas où il faut réduire au minimum la quantité d'alcool absorbé. La bière constitue en outre une véritable boisson alimentaire, puisqu'elle contient un peu d'azote et une certaine quantité de matières hydrocarbonées ; il est d'observation commune que les individus qui se sou-

mettent au régime de la bière augmentent leur embonpoint. C'est une des raisons qui la font repousser
des personnes ayant une tendance à l'obésité. Mais,
en somme, chez les névropathes, les bières légères et
bien faites de nos pays dont le degré alcoolique ne
dépasse pas 4 à 5 p. 100 peuvent être utilisées avec
avantage comme boisson ordinaire.

Enfin, dans certaines contrées, le *cidre* ou jus fer-
menté de la pomme est la boisson de table la plus
répandue. L'usage de cette boisson, peut-être moins
sujette que le vin aux sophistications, tend même
à se répandre au delà des pays de la pomme. C'est
une boisson sucrée au début, mais qui ne tarde pas à
devenir légèrement acide et qui, par suite, est formellement contre-indiquée dans les dyspepsies acides.
Mais, en principe, si l'estomac est sain et la supporte
bien, c'est une boisson parfaitement hygiénique et
qui ne saurait être nuisible aux nerveux.

Le cidre est en outre un excellent diurétique et,
dans les régions où il est en faveur, on a signalé
l'extrême rareté de la goutte et de la pierre. Mais
il faut néanmoins se défier de certains cidres très
alcooliques dont l'emploi journalier ne serait pas
moins dangereux que celui du vin et il faut surtout
tenir compte de la tolérance de l'estomac.

Parmi les autres boissons en usage, nous devons
citer comme particulièrement nuisibles aux névropathes les infusions stimulantes du café, du thé et
du maté. Et cependant ces infusions sont particulièrement recherchées de nos malades nerveux. Nous
avons déjà signalé leurs dangers en étudiant les
causes diverses du nervosisme.

Le *café* noir pur ne devrait jamais être pris le matin
à jeun et c'est une coutume alimentaire très fréquente
dans quelques classes de la société. Il devrait surtout

être formellement proscrit de l'alimentation des
enfants. Le café au lait, malgré le préjugé ridicule
qui le condamne auprès de quelques personnes ignorantes, est de beaucoup préférable pour le premier
repas du matin, et le café dont on se sert alors
devrait être une infusion d'un mélange de café
pur et de chicorée. Si le café pur peut être permis
ou ne peut être absolument défendu chez les névropathes, on devrait ne l'autoriser qu'une fois par jour
à dose d'une petite tasse après le repas du midi. Le
soir, il sera avantageusement remplacé par le thé.

Le *thé* contient bien un principe excitant analogue
à celui du café ; néanmoins l'infusion aromatique
du thé est le plus souvent moins énervante. Il est vrai
qu'il faut tenir compte de ce qu'on appelle les idio-
syncrasies ; on peut voir des névropathes supporter
très bien le café et être énervés par une tasse de thé ;
la réciproque s'observe également. Mais l'abus du thé
peut être suivi d'accidents nerveux analogues à ceux
du café ; les thés verts sont plus excitants que les thés
noirs ; ils contiennent plus de principes aromatiques ;
ils ne diffèrent en réalité les uns des autres que par
le mode de préparation de leurs feuilles. On ne saurait trop condamner l'usage quotidien du thé dans
l'intervalle des repas ; on ne peut guère autoriser aux
névropathes que les infusions légères après le repas
du midi ou du soir, ou le mélange de thé et de lait à
proportions égales.

Avant de terminer cette étude hygiénique des boissons, nous devons dire un mot de l'action stimulante en
même temps que nutritive du *cacao* et des *chocolats*
en général. Le cacao contient, outre ses principes alimentaires, beurre et albumine, un alcaloïde dont les
propriétés excitantes sont analogues à celles de la
caféine et de la théine. C'est en outre un aliment

légèrement indigeste pour des estomacs délicats. Aussi ne peut-on en recommander l'usage habituel aux névropathes ; il est loin cependant d'avoir les inconvénients des autres boissons et infusions excitantes que nous venons de passer en revue ; néanmoins il est des cas dans lesquels il faut en surveiller et en modérer l'emploi journalier.

Tels sont, à grandes lignes, les préceptes d'hygiène alimentaire qui doivent être plus particulièrement recommandés aux gens nerveux. Le médecin devra en outre se rappeler que, selon les formes et les complications du nervosisme, selon les conditions particulières de l'état social ou de l'individualité, il y aura lieu de modifier ces préceptes généraux, mais qu'il faudra toujours attacher une grande importance au régime alimentaire dans l'hygiène et la thérapeutique des maladies nerveuses.

CHAPITRE IV

Des exercices physiques.

La nécessité hygiénique des exercices physiques est de nouveau aujourd'hui hautement reconnue et proclamée. Les anciens, peut-être parce qu'ils avaient gardé la tradition des premiers âges, honoraient et pratiquaient beaucoup les exercices d'agilité et de vigueur : le Champ-de-Mars, où se faisaient ces exercices, occupait une grande place dans la vie des Romains ; les Grecs avaient érigé à l'état de lois véritables cette partie de l'hygiène qui s'occupe des exercices corporels.

Mais, peu à peu, ces habitudes et ces méthodes tombèrent dans l'oubli : les préoccupations religieuses et philosophiques firent trop oublier le corps qu'on traita en esclave, pour s'occuper à l'excès de l'hygiène morale de l'âme. Aujourd'hui on revient à des notions plus exactes et plus pratiques de la vie ; on comprend mieux l'utilité et la nécessité du retour aux méthodes anciennes de l'éducation physique.

Non pas qu'on cherche comme les anciens, dans la gymnastique et les exercices musculaires variés, à développer surtout l'adresse, le courage, la force athlétique et même la beauté plastique ; on vise surtout de nos jours à équilibrer plus justement les travaux intellectuels et les exercices physiques ; notre fin de siècle est plus pratique et recherche avant tout à maintenir la santé pour assurer les meilleures conditions de la

lutte pour la vie. C'est en effet, en constatant les déplorables conséquences du surmenage nerveux de
notre époque et de la sédentarité de nos écoles qu'on
a fait un retour en arrière et remis en honneur les
exercices physiques.

Si l'exercice est utile et nécessaire, en général, à
tous et à tous les âges, il est surtout indiqué chez les
névropathes surmenés qui se confinent volontiers dans
leur appartement et qui ajoutent à leur surexcitabilité
nerveuse les mauvaises conditions de la sédentarité.

Personne ne conteste le rôle nuisible que joue la
sédentarité et beaucoup trop ont à se plaindre des
mille inconvénients qu'elle engendre, parmi lesquels
la constipation, les hémorrhoïdes, les troubles digestifs et les maux de tête sont les plus fréquents ; en
revanche, tous reconnaissent l'utilité bienfaisante de
''exercice musculaire.

Mais il ne suffit pas de savoir qu'il faut prendre de
l'exercice ; il faut le plus souvent déterminer la
nature, le genre et la quantité d'exercice à prendre,
selon les cas ; il faut en outre savoir rendre l'exercice agréable, comme on s'efforce de dissimuler l'amer-
tume d'un médicament.

Le Dr Lagrange, dans son remarquable ouvrage si
complet, si pratique et si à la portée de tous sur l'*Hygiène de l'exercice*, a particulièrement insisté sur cette
dernière condition, plus nécessaire encore aux névropathes qu'à tout autre. Il faut savoir rendre l'exercice
agréable, sous peine d'ennuyer, de préoccuper et de
fatiguer encore le système nerveux. Aussi s'est-il
élevé à bon droit contre les pratiques modernes de la
gymnastique savante et technique, de la gymnastique
spéciale d'appareils dont on a introduit l'usage avec
fureur dans les lycées et dans les écoles.

Cette gymnastique qui, dans certains cas, peut être

utilisée dans les hôpitaux ou chez quelques malades dans un but plutôt orthopédique et thérapeutique qu'hygiénique, doit être, en temps ordinaire, abandonnée à ceux qui se destinent aux carrières militaires ou navales, ou qui veulent faire des gymnastes et des athlètes de profession.

La *gymnastique sans appareils* que nous recommandons surtout ici comprend deux méthodes principales : la première, la plus simple, la méthode de Schreiber, dite encore *méthode d'assouplissement*, consiste à exécuter avec mesure, avec lenteur et presque avec uniformité les mouvements divers de flexion, d'extension, de rotation, etc., des différentes parties du corps. Elle consiste à mettre en jeu successivement ces différentes parties selon les mouvements variés dont elles sont capables. C'est en somme la gymnastique élémentaire, celle qui est spontanément et instinctivement utilisée dans la plupart des exercices naturels tels que la marche et les jeux.

La seconde, qui porte le nom de *méthode de Ling* ou *méthode suédoise*, comporte la nécessité d'un professeur ou d'un assistant plus ou moins gymnaste lui-même. Elle consiste à faire exécuter au malade des mouvements divers auxquels le professeur ou l'assistant résistent. Dans d'autres cas, au contraire, le gymnaste essaie de faire exécuter passivement à son élève des mouvements auxquels ce dernier s'oppose. Ainsi le gymnaste essaie de plier le bras pendant que le malade fait résistance. C'est en somme, dans les deux cas, une véritable gymnastique de lutte au repos. Cette seconde méthode est déjà plus efficace et vraiment thérapeutique dans certaines maladies nerveuses et musculaires. Elle constitue avec le massage un réel traitement de ces maladies et développe beaucoup l'énergie musculaire.

Mais en réalité et le plus souvent les gens simplement nerveux pourront s'en tenir aux exercices courants de la vie ordinaire, tels que les jeux selon les âges, l'équitation, la natation, la marche, la course, la navigation à la rame, l'escrime, la chasse, etc. Il leur suffira simplement de s'y adonner avec mesure par nécessité hygiénique, si leurs goûts personnels ne les y entraînent pas, et d'y consacrer le temps nécessaire à reposer, distraire et en même temps fortifier leur système nerveux.

La gymnastique proprement dite des mouvements savamment combinés, des haltères pesamment remuées, des trapèzes, des cordes et des échelles plus ou moins dangereusement escaladées, est habituellement ennuyeuse, et bien qu'elle assouplisse et tonifie non seulement la force musculaire, mais encore l'énergie morale, on ne devra y recourir que dans les cas déterminés.

Nous ne pouvons insister sur les détails de cette hygiène de l'exercice qu'on trouvera très bien exposés et discutés dans l'excellent livre du Dr Lagrange, auquel nous renvoyons pour cette étude. Nous nous contenterons d'analyser ses principales idées.

Jeux. — Chez l'enfant et chez l'adolescent, la meilleure, la plus saine des gymnastiques est celle des *exercices naturels* et des *différents jeux* propres à cet âge. Elle distrait en même temps qu'elle développe les muscles, elle repose l'esprit en même temps qu'elle dilate les poumons, renouvelle l'air et revivifie le sang tout entier.

Or, ce sont les deux conditions fondamentales d'une bonne gymnastique, surtout chez les nerveux trop

(1) Lagrange. *L'hygiène et l'exercice chez les enfants et les jeunes gens*, 1 vol. in-18, 2ᵉ édit. Félix Alcan, 1890.

souvent anémiques : d'une part, la gaîté, l'entrain, le plaisir dans l'exercice ; de l'autre, l'oxygénation, l'activité circulatoire et respiratoire et par suite le relèvement de la nutrition et de la richesse du sang dans l'exercice en plein air. Le plein air est en effet la condition idéale de tout exercice corporel.

Les jeux ne sont pas seulement de l'enfance et de l'adolescence, ils devraient également distraire et rajeunir les adultes et les hommes, mais particulièrement ceux qui se livrent aux travaux intellectuels de toutes sortes, ingénieurs, industriels et financiers, aussi bien que savants, littérateurs et artistes.

L'*équitation* dont on exagère ordinairement les bénéfices est plutôt un exercice de plaisir et de luxe qu'un exercice musculaire proprement dit ; il n'est d'ailleurs pas abordable à toutes les classes. En outre, il ne comporte guère, à force d'habitude, qu'un certain nombre restreint de mouvements des membres inférieurs ; le reste du corps obéit presque passivement à l'allure du cheval. C'est néanmoins un exercice à recommander quand les circonstances le permettent ; il a le grand avantage de faire respirer de l'air à pleins poumons. Mais il y a lieu de réagir contre la tendance à l'envahissement de cet exercice dans le sexe féminin. S'il n'entraîne guère d'inconvénients chez la jeune fille, en dehors des époques menstruelles, il peut chez la femme mariée provoquer la fausse couche, et plus tard favoriser le développement de déviations et de maladies de l'utérus.

La *natation* peut être doublement utile chez les névropathes : outre l'exercice musculaire de tout le corps auquel elle donne lieu, elle peut exercer une action hydrothérapique favorable. Mais c'est un exercice qui ne peut durer assez longtemps, sans être suivi d'inconvénients et qui n'est pas hygiéniquement praticable en toute saison. La natation des piscines ne saurait en effet être comparée à la natation dans la mer ou les rivières.

Mais la *navigation* à rames, le canotage est en réalité un exercice de tous points excellent. Abstraction faite des dangers matériels qu'il comporte et qu'une sage prudence peut éviter, c'est un exercice qui augmente les forces musculaires des bras et des jambes, depuis qu'on a imaginé les sièges mobiles, qui développe en outre la poitrine et fait respirer à pleins poumons.

L'*escrime* a le désavantage ordinaire de se faire dans des salles plus ou moins closes; c'est en outre une réelle étude, un véritable travail qui demande de l'attention, excite et fatigue encore le système nerveux; elle aurait presque l'inconvénient des études forcées, des émotions captivantes; c'est, en somme, un exercice que, faute de mieux, on peut cultiver, mais qui n'est pas particulièrement recommandable aux névropathes et dont les avantages hygiéniques ne compensent pas les inconvénients sociaux dans un siècle civilisé où le duel est resté comme un dernier vestige des absurdités et des barbaries du moyen âge. Il est vrai qu'aujourd'hui les duels fin de siècle ne sont guère que de simples parades faites au fleuret stérilisé et terminées par d'insignifiantes éraflures et un succulent déjeuner.

Enfin la *danse* serait assurément de tous les exercices corporels le plus salutaire et peut-être le mieux approprié surtout aux femmes nerveuses, si elle se pratiquait d'habitude dans des conditions hygiéniques. Les danses primitives, en rond, sur l'herbe et en plein vent sont de réels exercices musculaires de très bon aloi. Mais la danse moderne dans des salons remplis d'une foule houleuse, dont l'air est empoisonné d'émanations les plus composites et les moins salubres (odeurs des parfums, gaz des lustres, poisons de la respiration), la danse prolongée au milieu de la nuit et quelquefois jusqu'au jour, avec ses excitations sensorielles de toutes sortes, musicales et autres, avec ses plaisirs raffinés de la table et du champagne, cette danse du monde est formellement contraire et même dangereuse aux névropathes.

En dehors de ces exercices physiques spéciaux, il en est un d'usage vulgaire et instinctif, *la marche*, qui peut le plus souvent servir comme exercice hygiénique, mais qui dès lors devient indispensable. La promenade au grand air faite régulièrement chaque jour avec un entraînement méthodique, pendant au moins une demi-heure à trois quarts d'heure chaque fois et deux fois par jour, est évidemment préférable aux déambulations monotones dans l'appartement que recommandaient les médecins de Molière. La chasse et les voyages qui nécessitent des marches répétées et en plein air sont d'excellentes distractions et les meilleurs exercices pour les gens nerveux. Les voyages qui d'ailleurs doivent être prescrits dans quelques cas, à titre de traitement, possèdent en outre une influence morale très appréciable.

Sans doute les marches en plein vent, à la campagne, les ascensions de montagnes à des altitudes qui ne doivent guère dépasser 1,000 à 1,200 mètres pour les gens nerveux, sont de puissants éléments de réfection physique ; mais il faut aussi tenir grand compte de l'élément psychique de ces voyages qui enlèvent aux préoccupations habituelles, changent le milieu et le genre d'existence et portent au moins à l'oubli sinon à la gaîté.

Les voyages sont souvent d'une très grande utilité chez les neurasthéniques et les hystériques. Mais il ne faut pas oublier, pour la mise en œuvre de ces

divers moyens hygiéniques, que l'exercice musculaire constitue lui-même une fatigue et qu'il ne
sera utile et hygiénique qu'à la condition de ne pas
être exagéré d'abord et ensuite de ne pas être surajouté
à une autre fatigue, telle que le travail intellectuel
ou les affections morales.

Le travail physique ne compense ni ne détruit le
travail intellectuel ; il ne peut qu'en distraire et varier les genres de fatigue. Si le surmenage nerveux
continue, malgré la meilleure hygiène de l'exercice,
l'état névropathique persistera. Il ne faut jamais
ajouter deux sortes de fatigues l'une à l'autre ; il faut
diminuer l'une aux dépens de l'autre.

C'est pourquoi encore l'exercice musculaire doit
être modéré chez les névropathes ou les gens exposés
à fatiguer leur système nerveux. C'est pourquoi aussi
il doit être purement mécanique et comme automatique, sans aucune autre préoccupation, et c'est la
raison pour laquelle la gymnastique apprise, enseignée, des mouvements savants, combinés avec art et
précision, ne vaut rien aux écoliers nerveux ou surmenés ; il faut la laisser aux gymnastes par nécessité,
aux écoles professionnelles où la gymnastique doit
être une branche nécessaire de l'enseignement.

Les effets physiologiques des exercices musculaires
rendent suffisamment compte des bienfaits que l'hygiène des névropathes peut en retirer.

L'exercice en plein air en augmentant la capacité
respiratoire, en oxygénant le sang et en stimulant la
circulation, en activant la nutrition générale par les
contractions musculaires, est un puissant modificateur de l'anémie et de la chlorose, si fréquemment
combinées au nervosisme. Il relève en outre les forces
musculaires et l'énergie morale souvent alanguies ;
il excite l'appétit et favorise les digestions. Néanmoins

à ce point de vue, il ne faut pas, après les repas, se livrer à un exercice violent ; il faut au contraire attendre quelque temps avant de se mettre au travail modéré des muscles.

C'est aussi un puissant sédatif du système nerveux tout entier : chez l'enfant, il développe les forces et lui donne l'appétit et le sommeil ; chez l'adulte, il constitue une excellente dérivation à la poussée génitale qui s'opère, il calme l'éréthisme de cet âge et peut empêcher les rêves et les habitudes vicieuses ; chez l'homme mûr, il repose l'esprit, favorise les combustions organiques, prévient la goutte et l'obésité ; chez le vieillard enfin, il réchauffe et tonifie encore ; en entretenant les habitudes de mouvement, il recule les limites du dernier repos. Mais il doit être proportionné aux âges et aux conditions ; il ne saurait non plus, à notre époque de vie intellectuelle par excellence, faire l'exclusive préoccupation de nos mœurs ; toutefois il doit faire partie intégrante de l'hygiène générale, particulièrement chez les névropathes, au même titre que les soins de toilette et le régime alimentaire ; il doit être considéré comme une nécessité journalière de même valeur que ceux-ci.

CINQUIÈME PARTIE

PREMIERS ET PRINCIPAUX PROCÉDÉS DE TRAITEMENT DU NERVOSISME ET DES NÉVROPATHIES

Maintenant que nous avons exposé les conditions d'hygiène générale et spéciale que doivent mettre particulièrement en pratique les gens nerveux, les névropathes et même ceux qui sont simplement exposés à le devenir, nous allons rapidement indiquer les grandes lignes de la thérapeutique actuelle contre les premières manifestations de l'universelle névrose.

En même temps que le nervosisme faisait des progrès, les médecins, étudiant les conditions de son développement, prenaient les mesures propres à l'enrayer, signalaient les dangers de l'envahissement et attaquaient directement le mal par différents moyens.

Nous avons, dans les chapitres précédents, étudié les conditions du mal, signalé le danger de ses principales causes et formulé les préceptes hygiéniques propres à enrayer et quelquefois à détruire le nervosisme. L'hygiène bien comprise et strictement suivie peut, en effet, suffire dans le plus grand nombre des cas de simple nervosisme à arrêter le mal et à le guérir. Mais en face de certaines manifestations tenaces, de névralgies rebelles, de céphalées et d'impuissance cérébrale persistante, de dyspepsies nerveuses invétérées, en face de la neurasthénie et de l'hystérie, il faut souvent autre chose que l'hygiène, qui devient alors strictement et primairement nécessaire; il faut certains procédés thérapeutiques.

Les plus usités sont l'hydrothérapie, le massage, l'électrothérapie, la métallothérapie dans quelques cas, et le traitement psychique ou moral.

CHAPITRE PREMIER

De l'Hydrothérapie.

Douches et bains, massage.

L'hydrothérapie hygiénique dont nous avons déjà signalé l'importance est celle qui peut se faire à domicile sans l'intervention du médecin ou d'appareils spéciaux. A défaut de la doucheuse, appareil constitué d'une pomme d'arrosoir mise en communication avec un réservoir de 60 à 100 litres, on peut utiliser avec beaucoup d'avantages le drap mouillé, l'éponge, le *tub* et les affusions générales plus ou moins froides. « C'est un moyen de régénérer et en tout cas de fortifier la race [1]. »

Dans ces cas, l'eau n'agit pas seulement pour déterger la peau et faciliter ses fonctions respiratoire et transpiratoire ; elle revivifie tout l'organisme en provoquant une réaction de défense et mettant en éveil tout le système nerveux et circulatoire : elle constitue ainsi un puissant moyen tonique.

L'usage de l'eau froide, pour son action hygiénique et tonique, remonte d'ailleurs aux temps les plus anciens ; il était inscrit au rang des lois par Moïse et Mahomet et l'on raconte même que les Brahmanes de l'Inde antique prescrivaient des ablutions à leurs fidèles.

Ces procédés simples d'hydrothérapie ont donc été,

---

(1) Macario. *Manuel d'hydrothérapie*, Félix Alcan, 1890.

de tous temps, considérés comme d'excellentes mesures hygiéniques ; mais l'hydrothérapie thérapeutique proprement dite est de date beaucoup plus récente ; elle ne saurait d'ailleurs être pratiquée à
domicile, elle nécessite des établissements spéciaux et
le plus souvent l'intervention directe d'un médecin.
Les douches constituent la base du traitement hydrothérapique proprement dit; elles se donnent de différentes manières avec de l'eau plus ou moins froide, à
un degré de pression plus ou moins énergique et
doivent, selon les cas, avoir une durée plus ou moins
longue. On distingue surtout : la douche en poussière, la douche en pluie, la douche en lame, la
douche en nappe, la douche en jet simple ou brisé, la
douche filiforme, enfin la douche alternative et la
douche écossaise.

La *douche en poussière ou en cercle* se donne à l'aide
d'un appareil spécial composé de deux à dix cerceaux
creux superposés horizontalement et distants chacun de 12 à 15 centimètres ; ces cerceaux sont per-
cés de nombreux trous par où l'eau s'échappe en un
véritable tourbillon dès que les robinets sont ouverts.
Le malade est placé au centre de l'appareil et doit s'a-
giter un peu et se frotter pendant la douche. C'est un
procédé très réfrigérant qui produit une action révul-
sive superficielle et une réaction rapide, mais peu intense. C'est la première douche à utiliser après les
ablutions simples ; on la conseille surtout chez les
jeunes gens hyperexcitables, dans l'insomnie, le nervosisme, l'hystérie légère ; c'est encore par ce genre
de douches qu'on doit débuter chez les sujets délicats,
en tenant grand compte de la température de l'eau
qui, pour commencer, ne doit jamais être trop froide.

La *douche en pluie* consiste en une véritable
pluie d'eau tombant d'une large pomme d'arrosoir

situee à 2ᵐ,50 ou 3 mètres du sol ; la tête doit être
ordinairement couverte d'un bonnet de toile cirée et
le malade se penche pour recevoir directement cette
pluie sur le tronc, afin que tout le corps en soit inondé.
Cette douche très simple peut être même considérée
comme une douche hygiénique et beaucoup de personnes l'ont installée aujourd'hui dans leur salle de
bain. Elle constitue un excellent moyen pour corriger
l'extrême sensibilité de la peau aux brusques changements de la température atmosphérique.

La douche en jet mobile, simple ou brisé, est de
toutes la plus usitée, et d'ailleurs la plus efficace,
mais aussi la plus difficile à manier. Elle se donne
avec une lance dont l'ajutage est un embout en cuivre
de 15 à 20 millimètres : le doucheur est habituellement
placé sur une estrade à 2 ou 3 mètres du malade et
dirige le jet en général sur les membres et sur le
tronc ; il est rare qu'on douche la tête par ce procédé ;
dans ce cas, on brise le jet et on recommande au
patient de croiser ses mains au-devant de la région de
la tête qui doit le recevoir. Le *jet brisé* qu'on emploie
le plus souvent s'obtient à l'aide de la main ou d'une
palette spéciale. Si le jet est fixe et tombe directement du même point sur le corps, la douche porte le
nom de *douche à colonne*; ces divers procédés de
douches en jet constituent un traitement énergique ;
ils agissent non seulement sur la peau qu'ils excitent
vivement, mais encore sur les muscles et les viscères
sous-jacents. Selon le degré de pression et de température de l'eau, et selon leur durée, ils produisent des
effets sédatifs ou très tonifiants. Ils demandent d'ailleurs à être mis en œuvre par une main expérimentée.
Et c'est ce qui explique souvent leur insuccès, sinon
leur nocuité dans les établissements ordinaires de
bains où l'on confie le traitement hydrothérapique

plus ou moins exactement formulé par le médecin au premier garçon ou à la première fille de bains venus.

Il ne suffit pas en effet de dire aux malades auxquels ce traitement est utile : « Prenez des douches » ; il faut savoir, selon les cas, en indiquer la température, la pression, la forme, le siège et la durée. Toutes ces données jouent un rôle capital et différent dont il faut toujours tenir compte.

C'est pourquoi les douches, et la douche en jet particulièrement, devraient être toujours administrées ou par un médecin, ou, d'après la prescription détaillée du médecin, par un doucheur de profession. Ces douches en jet sont surtout excitantes et toniques : au début, on ne doit pas les donner trop froides, ni trop prolongées, ni trop directes, ni à une trop haute pression. Ce mode de traitement peut, s'il est mis en pratique par des mains ignorantes, avoir plus d'inconvénients que d'avantages, il ne faut donc le conseiller qu'à bon escient et en bien formuler les conditions précises.

La *douche en lames* est une douche en jet qui s'échappe d'un embout formé de deux plaques de cuivre larges de 3 à 4 centimètres et séparées par un intervalle de quelques millimètres laissant passer une simple lame d'eau ; elles sont moins excitantes que les douches en jet et à colonne.

La *douche en nappe* peut être donnée en faisant tomber un ou plusieurs seaux d'eau d'une plus ou moins grande hauteur sur le corps ; elle peut encore se prendre sous une chute d'eau naturelle plus ou moins élevée : c'est un procédé peu usité aujourd'hui.

La *douche filiforme* est plutôt une vaporisation d'eau à travers un embout dont l'orifice est très étroit et filiforme ; c'est surtout un procédé de douches locales, excellent dans certaines névralgies. On dis-

tingue encore en effet les douches, en locales ou générales, selon qu'elles sont appliquées sur une région
déterminée ou sur tout le corps.

Enfin on distingue, selon leur température, les
douches froides, les douches chaudes, les douches
alternatives et les douches écossaises.

La douche froide, de 2° à 10° au-dessus de zéro,
est très excitante et produit une violente réaction.

La douche chaude de 30° à 35° est également excitante, si elle est courte et sédative, lorsqu'elle est
prolongée.

La douche alternative consiste à lancer alternative-
ment sur le corps un jet d'eau froide et un jet d'eau
chaude, chacun de ces jets pendant un temps égal
et cinq ou six fois chaque, dans une séance de une
à deux minutes.

La douche écossaise commence par une application
plus ou moins prolongée d'eau chaude dont on élève
progressivement la température de 30° à 40° et 45° et
qu'on termine brusquement par un jet froid très
court.

Ces différents procédés de douche ne doivent pas
être appliqués indifféremment à tous les accidents
nerveux contre lesquels ils peuvent être indiqués.

Les accidents nerveux où l'excitation domine seront
traités par des applications sédatives, telles que les
bains tempérés de piscine, les affusions tièdes souvent
renouvelées, l'enveloppement prolongé dans le drap
humide jusqu'à réaction et sudation sous les couver-
tures (10 à 15 minutes), les douches à pression légère,
modérément froides, et d'une certaine durée, les
frictions générales faites avec un drap bien mouillé et
non tordu, les douches en cercle ou en pluie sans
pression. Il faut dans ces cas éviter toute réaction
violente pour diminuer l'hyperexcitabilité.

« La durée d'application doit être ordinairement longue ; l'eau ne doit pas être projetée avec force et sa température ne doit jamais être très basse. Sans doute, l'eau froide est le plus puissant modificateur de ces maladies ; mais elle ne doit pas et ne peut pas toujours être employée. » (Beni-Barde.)

Il faut, au contraire, recourir à des applications excitantes dans les états névropathiques où la dépression et l'épuisement sont accusés. Les douches en pluie, à colonne et surtout les douches en jet, courtes froides et vivement appliquées, les immersions rapides et à basse température, les frictions énergiques avec un drap mouillé et fortement tordu, produisent des réactions énergiques et réveillent la tonicité générale.

Enfin, dans les formes du nervosisme où les phénomènes d'excitation et d'épuisement se succèdent, où il y a plutôt une perversion et une grande mobilité de l'équilibre nerveux, il faut modifier le traitement selon les circonstances, recourir aux douches mixtes ou alternatives et régler la température, la pression et la durée de la douche selon les modalités individuelles.

En principe, il ne faut pas recourir d'emblée à l'action stimulante par la douche froide et courte ; l'extrême susceptibilité au froid de certains malades peut nuire à la médication dès le début, la rendre désagréable et même odieuse, ou forcer plus tard de l'interrompre. Il faut savoir acclimater progressivement les malades à supporter des réactions de plus en plus énergiques.

On voit souvent des malades que l'eau froide n'a pu guérir et qui sont rapidement améliorés par l'emploi régulier d'immersions, d'affusions ou de douches modérées.

Quant aux préceptes généraux qui doivent être suivis au cours d'un traitement hydrothérapique, il faut d'abord éviter d'aller à la douche, en ayant froid ; il est utile de s'y préparer par un léger exercice, produisant une chaleur générale du corps, sans toutefois aller jusqu'à la sueur.

Les douches se prennent ordinairement le matin à jeun ou le soir avant de dîner, il faut en tous cas veiller à ce que la digestion du repas précédent soit entièrement terminée, soit quatre ou cinq heures après. En sortant de la douche, on conseille en général un essuyage rapide et même une friction pour favoriser l'apparition de la réaction ; puis on doit s'habiller assez vite et se livrer alors à un exercice actif, tel que l'escrime ou la gymnastique.

Le massage peut aussi, dans ces cas, ajouter son action stimulante à celle de l'hydrothérapie.

En somme, l'hydrothérapie constitue souvent un merveilleux procédé de traitement contre beaucoup de désordres nerveux ; mais elle doit être employée méthodiquement, avec précision, dans des établissements spéciaux et par des mains habiles. Elle doit en outre être continuée avec persévérance et s'accompagner d'une excellente hygiène générale. Aussi les difficultés de sa mise en œuvre expliquent-elles ses échecs fréquents, quand elles ne sont pas la cause indirecte des aggravations qu'on lui attribue [1].

---

[1] Nous avons souvent rencontré de nombreux malades que l'hydrothérapie, faite sans conseils précis dans un simple établissement de bains et par de vulgaires doucheurs, avait non seulement laissés sans résultat, mais parfois aggravés : il nous paraît vraiment de plus en plus nécessaire que ces procédés efficaces de traitement soient prescrits avec les indications les plus exactes et pratiqués, autant que possible, par les mains intelligentes et exercées d'un médecin spécial.

CHAPITRE II

De l'Électrothérapie.

« L'électricité, au point de vue thérapeutique, peut être considérée comme un des plus actifs modificateurs du système nerveux. » (Vigouroux.) Aussi l'électrothérapie constitue-t-elle aujourd'hui une des meilleures, des moins désagréables et des plus efficaces méthodes du traitement des maladies nerveuses. Elle fournit chaque jour les succès les plus éclatants et parfois les plus inattendus. Elle est devenue, en médecine, ce qu'elle est déjà en industrie ; c'est la fée guérisseuse autant que la fée lumineuse et motrice ; c'est en quelque sorte la thérapeutique par excellence des incurables et des abandonnés.

Les multiples analogies de ses phénomènes avec les phénomènes de l'influx nerveux expliquent d'ailleurs suffisamment comment elle peut être appelée à rétablir l'équilibre et à suppléer la fonction dans les nombreux désordres des appareils électro-nerveux de l'organisme.

Mais, plus encore que pour l'hydrothérapie, il ne faut pas se contenter d'une méthode vague et banale que le public appelle couramment « se faire électriser ». Dans les accidents nerveux où le médecin et l'entourage peuvent conseiller l'électricité, il ne faut pas croire qu'il suffit d'acheter une machine électrique quelconque et de soumettre d'une manière quelconque l'organisme ou la partie malade à l'action du courant.

Cette habitude, trop volontiers admise par certains malades, ne peut qu'être ou absolument inoffensive, c'est-à-dire, sans efficacité, mais elle est aussi quelquefois dangereuse.

L'électricité thérapeutique ne doit pas se manier à la légère; c'est une médication active qu'il faut savoir choisir, doser et appliquer avec méthode, selon les cas.

On utilise d'ailleurs, en médecine, les trois principales formes du courant électrique, c'est-à-dire la forme statique, la forme galvanique et la forme faradique. Et le plus souvent les petits appareils plus ou moins inoffensifs que les malades se procurent pour se soigner eux-mêmes ou que certains médecins, mal outillés ou peu au courant des procédés électrothérapiques, conseillent ou utilisent, sont presque toujours de petits appareils faradiques dont l'action plus ou moins énergique ne s'applique qu'à certains cas déterminés et très restreints.

L'*électricité statique* est la forme la plus anciennement connue; c'est celle qui résulte du frottement de certains corps entre eux; c'est encore celle qui se produit dans les orages atmosphériques. Les machines dites statiques qui servent à la produire sont fondamentalement composées de plateaux de verre ou d'ébonite que l'on fait tourner et dont le frottement dégage *une quantité d'électricité relativement faible, mais une force électro-motrice véritablement immense.* Ce sont les anciennes machines de Nairne, de Ramsden et de Holtz qui servent encore aux dé monstrations scientifiques dans les laboratoires de physique. Mais soit que ces machines fussent peu pratiques, soit qu'on les ait reléguées trop exclusivement dans les laboratoires, l'électricité statique fut pendant longtemps délaissée dans ses nombreuses applications médicales et ce n'est que depuis les expériences multiples et concluantes de Charcot et de Vigouroux à la Salpêtrière que l'électrothérapie statique a repris la place qu'elle mérite.

C'est au point qu'on a pu, exagérant ses qualités, en faire une panacée universelle des maladies nerveuses. La vérité est que ce genre d'électrisation, encore trop peu connu, constitue un moyen puissant de tonification pour les gens nerveux affaiblis et irritables; il est particulièrement indiqué dans l'état névropathique généralisé, dans certaines formes d'hystérie et surtout dans la neurasthénie où il donne d'excellents résultats alors que les autres procédés de traitement ont échoué. Il n'est pas, en effet, de meilleur traitement du nervosisme et particulièrement de la neurasthénie et de leurs manifestations si complexes et si variées que le bain statique. Le malade, assis sur un tabouret aux pieds de verre qui l'isolent du sol, reçoit par le siège et les pieds le courant dont l'énergie électro-motrice se répand et se diffuse dans tout l'organisme, pénétrant dans tous les tissus, modifiant toute la vibratilité nerveuse et s'échappant du corps par tous les pores de la peau et les extrémités des cheveux qui se hérissent. On éprouve sur le tabouret une sorte de frôlement, de frissonnement, ou de ventilation générale qui n'est aucunement pénible. On peut en outre, à l'aide de certains instruments, attirer et localiser le courant plus spécialement sur certaines régions au niveau desquelles on peut produire des étincelles, l'aigrette ou le vent électrique. Mais le bain simple, dans une sorte d'atmosphère du courant statique, sur le tabouret, suffit le plus souvent dans les formes ordinaires du nervosisme et de la neurasthénie. Grâce aux petites *machines Bonetti*

Les malades acceptent en général cette méthode sans répugnance, en raison de l'absence complète de toute sensation pénible et vraiment ses effets sont souvent merveilleux. Une séance de quinze à vingt minutes tous les deux jours suffit quelquefois, au bout de huit à dix semaines, à remettre sur pied un neurasthénique qu'aucun autre traitement n'avait amélioré. Elle réussit d'ailleurs dans beaucoup d'autres maladies avec affaiblissement général et c'est en somme le seul procédé d'électrisation qui permette d'obtenir une action générale sur toute l'économie ; les autres sont des procédés de traitement local qui comportent en outre des inconvénients s'ils sont mal utilisés[1].

La *galvanisation* est l'électrisation par les courants de pile. L'électricité galvanique résulte des décompositions chimiques qui se produisent dans une pile et est en général proportionnelle à l'énergie de l'action chimique qui s'exerce sur les corps en présence. Il en résulte un courant continu tant que dure l'action

---

[1] De récentes expériences ont fourni la preuve scientifique des excellents résultats obtenus par le bain statique dans le traitement des maladies nerveuses et arthritiques et en général de toutes les maladies constitutionnelles dans lesquelles il y a un ralentissement de la nutrition, une diminution de la vitalité. Le Dr Murton (de Philadelphie) a pu démontrer que le bain statique élevait le chiffre de l'urée et diminuait celui de l'acide phosphorique : or, coïncidence curieuse, on avait depuis longtemps observé que, dans ces maladies, l'urée était diminuée et l'acide phosphorique, au contraire, augmenté. On possède donc aujourd'hui la raison scientifique précise et comme la formule chimique, de cette méthode que le Dr Vigouroux a d'ailleurs toujours préconisée comme une méthode de traitement général agissant sur toute la nutrition de l'organisme.

Il nous paraît utile d'indiquer ici à nos lecteurs que le bain statique est le seul bain électrique véritable et n'a rien à voir avec cette autre méthode du bain d'eau qu'on croit électriser en y faisant passer un courant de piles. Cet autre genre de bain plus ou moins électrisé, mais nullement électrique, constitue un procédé non scientifique qui ne possède aucun des effets toniques généraux du bain statique.

chimique ; il faut ordinairement plusieurs piles pour obtenir une action médicale. Mais cette action, dont les effets portent surtout sur le système nerveux tro- phique et qu'on utilise en conséquence dans les trou- bles nerveux de la nutrition et dans les atrophies neuro-musculaires, n'est pas sans inconvénients et même sans dangers. Elle s'accompagne d'une action chimique sur la peau qui peut produire de véritables plaques de gangrène sèche ou humide, ou de réelles brûlures. La galvanisation du cerveau, de la moelle, du grand sympathique et des nerfs périphériques si utile dans certaines formes d'insomnie, de migraines, d'irritabilité générale, si merveilleuse dans certaines lésions organiques des centres nerveux, dans le goitre exophtalmique, l'angine de poitrine, dans les contrac- tures et les névralgies en général, constitue une mé- thode d'électrisation puissante, mais qui ne peut être appliquée que par un médecin sachant déter- miner la direction du courant, ses points d'applica- tion, et surtout doser son énergie.

La *faradisation* ou électrisation par un courant fara- dique, intermittent, induit, etc., est, comme nous l'avons dit, le mode le plus vulgairement employé. On voit souvent des malades ayant acheté ces petites machines dont l'interruption fait le bruit caractéristique de la mise en marche de ces courants, et s'en servant eux- mêmes pour traiter leurs douleurs, paralysies ou autres troubles nerveux. Ces machines se composent d'une petite pile à éléments chimiques variés et d'une bobine d'induction. Le genre d'électricité, appelé fa- radique, résulte d'un courant produit par le voisinage d'une pile ou d'un aimant, dans un fil métallique, chaque fois que le courant de la pile est ouvert ou interrompu. Il se produit alors dans le fil un courant électrique de voisinage dit courant induit, appelé encore courant intermittent parce qu'il ne se produit que par intermittences à l'occasion de l'ouverture ou de la fermeture du courant de la pile. Ce courant induit et intermittent varie selon la longueur et la grosseur du fil où il se développe. C'est un courant de ce genre qui sert dans les sonneries électriques.

Or, il en est de la faradisation ou électrisation par les courants de bobines comme de la galvanisation ou électrisation par les courants de piles. C'est un procédé de thérapeutique, utile et vraiment efficace dans un certain nombre de maladies nerveuses. Ces courants intermittents agissent surtout sur l'élément moteur du système nerveux et c'est pourquoi l'habitude est passée dans le public de les utiliser à tout propos et à tout hasard contre les paralysies ou les faiblesses musculaires. Ce procédé est encore communément employé par certains médecins en raison du prix modique des appareils et de la commodité de leur emploi.

Mais il n'a que des applications restreintes et pour rendre les services qu'on en peut attendre, il faut qu'il soit mis en œuvre dans des conditions déterminées par le médecin lui-même. L'excitation faradique de la peau avec le petit balai de fil de cuivre retentit énergiquement sur la circulation du cerveau et de la moelle; on comprend dès lors qu'elle ne peut être faite qu'avec de grandes précautions et que son utilisation intempestive puisse avoir des inconvénients.

La faradisation donne surtout des résultats dans les atrophies ou les parésies dues à l'inaction et à l'immobilité prolongée; elle peut dans ces cas remplacer avec avantage les mouvements passifs et le massage; elle est encore utile dans certaines affections articulaires, dans quelques névralgies, mais elle fait surtout merveille dans le traitement si efficace du Dᴿ Vigouroux contre le goitre exophtalmique.

CHAPITRE III

Métaux et aimants.

La métallothérapie ou traitement par les métaux est encore un procédé thérapeutique que les anciens et les empiriques paraissent avoir connu de tous temps et avoir quelquefois appliqué avec succès. Il n'a été étudié et apprécié scientifiquement que dans ces dernières années, depuis les travaux de Burcq.

Mais c'est un procédé qui ne comporte que des applications limitées, trop souvent passagères et qui certes n'a pas l'importance que le Burcquisme et ses adeptes voudraient lui conserver. Il n'en est pas moins scientifiquement établi que l'application sur la peau de certains métaux, l'or, l'argent, le fer, l'aluminium, etc., produisent sur certains malades des phénomènes nerveux remarquables, qui intéressent surtout la sensibilité et la force musculaire.

Le métal propre à déterminer ces phénomènes varie selon les malades : les uns sont sensibles au fer, les autres à l'or, d'autres au cuivre, etc. ; quelques-uns subissent l'influence de plusieurs métaux, dont l'un conserve toujours une action prépondérante.

On voit alors sous l'influence de ces applications métalliques, variées selon les sujets, disparaître certains troubles de la sensibilité. Ainsi tel malade sensible au cuivre, dont la peau était complètement insensible du côté droit, recouvrera sa sensibilité normale de ce côté sous l'action des plaques de cuivre qu'on lui appliquera ; de même sa force musculaire qui était diminuée du même côté augmentera parallèlement au retour de la sensibilité. Sans doute une seule application métallique ne suffit pas à rétablir d'une manière définitive l'état normal de la sensibilité et de la force musculaire. Ces phénomènes sont passagers et oscillants ; ils s'effacent avec l'enlèvement de la plaque. Mais il est certain qu'une fois le métal reconnu, auquel un malade est sensible, on peut chez ce malade faire disparaître certains troubles de la sensibilité et de la motilité, anesthésies, hyperesthésies, parésies et même contractures par une application prolongée de ce métal.

Les procédés qui servent à reconnaître le métal actif portent le nom de *métalloscopie* ; le traitement par l'application des plaques métalliques sur la peau porte le nom de *métallothérapie externe.*

Il existe en effet une *métallothérapie interne* correspondante, qui consiste dans l'administration à l'intérieur, aux doses thérapeutiques, du métal auquel le malade est sensible extérieurement. Sous l'influence de ce traitement métallique interne, les phénomènes nerveux s'améliorent également d'une façon plus persistante, l'état général lui-même paraît participer à cette amélioration.

Toutefois il est bon de noter que la métallothérapie n'a donné jusqu'ici que des résultats relatifs et seulement chez les névropathes hystériques. Ces malades seuls paraissent être vraiment sensibles à l'action de certains métaux et seuls les accidents hystériques ont pu être améliorés par ce traitement ; mais dans beaucoup de cas de petite ou de grande hystérie avec

troubles sensitifs et moteurs les applications métalliques ont donné de réels succès thérapeutiques.

L'emploi des aimants contre certains troubles nerveux remonte aussi à la plus haute antiquité : on
raconte que certains peuples de la Judée et de la
Perse utilisèrent la pierre d'aimant en raison de ses
propriétés médicinales ; Paracelse recommande aussi
l'aimant contre les convulsions.

En tous cas, on s'en est servi longtemps pour calmer
les maux de tête, les névralgies et particulièrement
les névralgies dentaires. Le père Kircher raconte en
1690 « que de son temps on faisait avec l'aimant divers appareils que l'on portait au cou, au bras et sur
d'autres parties du corps pour calmer les convulsions,
guérir les douleurs et les maladies nerveuses ».

Aujourd'hui les propriétés thérapeutiques de l'aimant sont mieux établies et il est de notoriété scientifique que les applications d'armures aimantées mo-
difient très avantageusement certains troubles de la
sensibilité et de la motilité.

Ces armures déterminent à l'endroit de leur application, de la chaleur, de la rougeur et même des éle-
vures de la peau ; mais en outre elles déplacent et trans-
fèrent les douleurs névralgiques, les contractures et
surtout l'hémianesthésie. Le transfert de ces troubles
nerveux n'aboutit qu'à la longue et par une série
d'applications aimantées à leur amélioration et leur
disparition définitive.

Mais les aimants n'en constituent pas moins dans
certains cas une nouvelle ressource thérapeutique
contre ces désordres nerveux, en général de nature
hystérique, tels que angine de poitrine, palpitations,
migraines, névralgies, contractures et hémianesthésies.
En outre, l'aimant a aussi donné quelques résultats

dans certaines lésions organiques du cerveau et guéri des troubles de sensibilité ou de mouvement dus à ces lésions. Toutefois les applications aimantées doivent être, dans ces cas, maniées avec prudence, attendu qu'elles peuvent quelquefois augmenter au lieu d'atténuer le mal.

CHAPITRE IV

Eaux et stations minérales.

Il n'y a pas en réalité de station minérale spéciale au traitement du nervosisme et des maladies nerveuses. Il n'y a pas de Vichy pour les névropathes comme pour les dyspeptiques.

Néanmoins le séjour dans une de ces stations thermales, dites indifférentes ou indéterminées, peut rendre des services à certaines formes de la névropathie. Les eaux que l'on conseille de préférence sont plus ou moins thermales, mais toujours faiblement minéralisées. Ce sont, par exemple, les eaux de Néris, de Luxeuil, de Plombières, de Lamalou, d'Evian, de Vals, d'Orezza, de Royat, de Bagnères-de-Bigorre, etc.

Toutes ces stations n'ont en réalité aucune action bien spéciale et puissamment active contre des maladies déterminées ; néanmoins il convient de ne pas en abandonner le choix au pur hasard des événements. Si beaucoup de nerveux, de névropathes, de neurasthéniques et d'hystériques doivent se bien trouver d'une saison dans une de ces stations, il faudra tenir compte des prédispositions héréditaires, de la constitution des individus et des complications diathésiques qui s'unissent si fréquemment au nervosisme.

Les anémiques devront de préférence rechercher les sources ferrugineuses ou ferro-magnésiennes telles que Bussang, Forges, Lamalou, Luxeuil, Orezza, ou les eaux faiblement sulfureuses comme Saint-Sauveur et Cauterets ; mais ces dernières, ainsi que Plombières et Luchon, conviendront mieux encore aux arthritiques et aux rhumatisants.

L'herpétisme, chez les névropathes, est une indication précise pour les eaux de Royat, de la Bourboule, du Mont-Dore, de Néris et de Saint-Nectaire ; les nerveux dyspeptiques s'adressent surtout à Vals, Evian et Pougues.

Il y aura donc lieu, avant de se décider à faire une saison d'eaux dans une de ces stations, non seulement de considérer la forme et l'intensité de l'état nerveux qu'on désire y améliorer, mais encore et surtout de tenir compte de l'état diathésique qui peut compliquer le nervosisme.

En général, les stations minérales utiles à fréquenter pour les névropathes n'ont qu'une action thermale et chimique très peu active ; elles doivent avant tout n'être pas excitantes, si ce n'est dans certains cas où l'élément constitutionnel ou diathésique paraît avoir créé et dominer les accidents nerveux.

Les plus fréquentées de ces stations sont Néris dans l'Allier, Luxeuil dans la Haute-Saône, Ussat dans l'Ariège et Lamalou dans l'Hérault.

Néris possède une eau faiblement chargée de bicarbonates et de sulfates alcalins et d'un peu de chlorure de sodium ; mais elle a une thermalité assez élevée variant entre 45° et 52°; c'est une station où l'on envoie beaucoup d'hystériques à manifestations névralgiques et spasmodiques, bien qu'il n'y ait pas là d'indication précise. Ces eaux thermales ont une action excitante au début ; mais, en somme, elles paraissent améliorer les accidents d'hyperexcitabilité légère, tels que les spasmes, les névralgies et la tendance aux contractures ; néanmoins, c'est surtout dans les formes nerveuses du rhumatisme que Néris est utile : en somme, c'est plutôt une station hydrothérapique contre les accidents douloureux de certaines formes névropathiques et rhumatismales.

Les boues minérales de *Dax*, dans les Landes, peuvent être conseillées dans les mêmes circonstances : elles sont même plus efficaces dans le traitement des névralgies et viscéralgies liées au rhumatisme.

Quant aux boues de *Saint-Amand* dans le nord de la France, leurs propriétés toniques et excitantes les font rechercher surtout dans les paralysies d'origine rhumatismale et de nature fonctionnelle, celles notamment qui succèdent à un état cachectique et se développent à la suite de longues convalescences ou de maladies infectieuses graves.

Luxeuil et Lamalou sont avant tout des eaux ferrugineuses thermales et peuvent dès lors donner d'excellents résultats dans les affections nerveuses compliquées d'anémie et d'épuisement plus ou moins accusé de l'organisme.

Luxeuil possède des sources dans lesquelles la prédominance du fer et du manganèse peut jouer un véritable rôle thérapeutique, tonique et reconstituant, qui s'ajoute au traitement hydro-thermal. On y envoie surtout les anémiques par perte de sang ou épuisement nerveux, les dyspeptiques, les hypochondriaques et en général tous les déprimés dont le sang est appauvri ou vicié.

Lamalou, dont les eaux sont ferrugineuses bicarbonatées, jouit d'une réputation d'efficacité contre certaines manifestations du rhumatisme et du nervosisme chroniques avec débilitation générale : mais cette station s'est fait en quelque sorte une spécialité de certaines maladies nerveuses organiques telles que l'ataxie locomotrice et ses bains thermaux sont surtout fréquentés par ce genre de malades.

Bagnères-de-Bigorre est encore une station qui, en raison de la légèreté et de la diversité de sa minéralisation, peut être utilisée dans certaines formes de névropathie. Ce sont des eaux sulfatées calciques dont quelques-unes sont franchement sulfureuses et d'autres légèrement ferrugineuses : cette station convient donc surtout aux nerveux rhumatisants mais plutôt dans les formes torpides que chez les hyperexcitables.

Dans la même région, *Saint-Sauveur* doit son succès autant au riant séjour de son site qu'à ses eaux sulfureuses et, en somme, les villes d'eaux pittoresques, à l'air pur, à l'altitude modérée, aux promenades montagneuses, etc., sont, dans tous les cas de nervosisme, les plus favorables.

Or, à ce point de vue, il en est une que nous avons spécialement étudiée, et à laquelle nous nous sommes arrêté, la considérant comme la plus favorable au traitement des divers névropathes et neurasthéniques : c'est *Royat*, en Auvergne. Elle nous paraît doublement indiquée tant en raison de ses eaux minérales que de son site exceptionnel. Depuis longtemps, du reste, on y traitait avec succès des anémiques et des arthritiques, grâce à la présence du *fer*, de l'*arsenic*, et de la *lithine*, dans ses sources, connues des Romains. Il ne faut donc pas s'étonner que les eaux de Royat puissent être favorables à la plupart des nerveux qui sont le plus souvent ou neuro-anémiques ou neuro-arthritiques : il est bien rare, en effet, que l'anémie et l'arthritisme existent à l'état isolé : ces affections se compliquent presque toujours de troubles nerveux. Et d'ailleurs Royat soigne aussi des nerveux depuis longtemps : l'un de ses bains (César) leur est presque exclusivement réservé.

Puis la situation de ces bains au pied du Puy-de-Dôme, à l'entrée d'une délicieuse vallée qui fait de Royat un véritable nid de verdure au milieu de rochers volcaniques, en rend le séjour riant et enchanteur; les promenades y sont très variées et toutes pittores-ques; l'altitude modérée qu'on y peut réaliser (500 mè-tres) dans le haut du vieux village, près d'un parc splendide d'où l'on domine tout le panorama de Clermont et de la Limagne, nous paraît suffisante aux névropathes hyperexcitables pour lesquels la petite montagne est plus reposante que les sites grandioses des sommets élevés et des neiges éternelles.

Toutefois Royat, tenant compte des progrès moder-nes et de l'importance qu'on attache justement aujour-d'hui aux cures d'altitude, va désormais pouvoir offrir à ses visiteurs les bénéfices d'une altitude plus élevée, grâce à la création du chemin de fer du Puy-de-Dôme, dont la construction vient d'être commencée. Cette station aura même sur toutes les autres, à ce point de vue spécial, l'avantage de permettre des séjours d'*altitude progressive* : séjour à Royat, 500 mè-tres; au col de Ceyssat, 900 mètres, et enfin au sommet du grand Puy, 1,400 mètres : de cette façon on pourra éviter les inconvénients qui peuvent résulter d'un brusque changement d'altitude chez les anémiques et les hyperexcitables. La graduation de ces cures d'air constitue un élément précieux de leur succès et Royat sera jusqu'ici, en France, la seule station qui permettra d'utiliser cette méthode des *altitudes progressives*. Enfin cette station a vu l'année dernière se fonder un service complet d'électrothérapie sur le modèle du service de la Salpêtrière et elle se trouve ainsi posséder, à côté de ses vertus thermales d'an-cienne renommée, les plus nouveaux éléments du traitement des manifestations névropathiques.

CHAPITRE V

Traitement psychique et moral.

Nous avons déjà signalé le rôle que peut jouer l'état psychique sur l'état organique; cette influence du moral sur le physique est connue de vieille date; mais on se l'explique plus facilement et on la dirige mieux aujourd'hui qu'on connaît mieux l'étroite corrélation et même la dépendance absolue de ces deux états.

Il n'y a pas d'état moral sans état physique mathématiquement correspondant, et la réciproque est vraie. Mais « pour que l'esprit acquière sur le corps un empire salutaire, la première condition indispensable, absolue est de croire à la possibilité d'un tel empire ». (Feuchtersleben.)

« Qu'on n'oublie pas, dit encore Maudsley, que la joie et l'espoir sont le meilleur remède contre les maux de toutes sortes et que, si le médecin peut parvenir à les inspirer à son malade, il lui fera souvent plus de bien que par tous les autres médicaments. »

La confiance du malade dans son médecin, plus encore, la confiance du médecin lui-même dans la guérison de son malade, sont les premières et les plus importantes conditions du traitement psychique des maladies et particulièrement des maladies nerveuses.

« Un médecin, écrit avec raison Kovalewsky, ne doit jamais perdre l'espoir de voir guérir tel ou tel malade. » Cette condition est importante pour le malade qui voit les soins que lui prodigue le médecin : instinctivement alors il prend courage et aide puissamment la médication; dans le cas contraire, il s'abandonne ou désespère et compromet le succès d'un traitement qui serait peut-être efficace.

Le médecin lui-même doit le plus souvent dans ces cas de névropathie conserver l'espoir au moins d'être utile, sinon de guérir entièrement; il s'intéresse davantage à son malade, l'étudie et l'observe avec plus de soin et souvent le traite avec plus de succès.

Cette conduite envers les malades nerveux est très utile, même chez les incurables; elle peut maintenir longtemps le *statu quo,* améliorer les symptômes pénibles et peut-être retarder l'échéance fatale.

Voici, d'après Feuchtersleben, comment Reil traitait ses malades : « Entre ses mains, on pouvait perdre la vie, mais on ne perdait jamais l'espoir. »

C'est assurément une des plus importantes conditions de succès, dans le traitement des maladies nerveuses surtout, que cette confiance mutuelle et simultanée du malade et du médecin dans l'amélioration de l'état névropathique.

Et on pourrait citer de nombreux et curieux exemples où les influences morales, le désir, la crainte ou la confiance ont joué un rôle thérapeutique très efficace dans la modification et même la guérison de certaines névroses et quelquefois de certaines altérations organiques.

C'est donc une des premières choses à faire dans la plupart des cas que de déclarer au malade du moins qu'il ne s'agit pas d'une maladie grave, qu'elle peut et doit s'améliorer rapidement et même qu'elle guérira certainement.

Néanmoins il est des cas où il faudra, tout au con-

traire, recourir à une sorte d'intimidation et provoquer presque le sentiment de la crainte. Dans ces cas,
le malade insouciant ou incrédule, s'il ne refuse pas
entièrement de se soigner, ne croit pas utile de prendre
toutes les précautions qu'on lui conseille ; il laissera
volontiers le mal s'aggraver et devenir moins curable,
si on ne le prévient pas à temps et énergiquement des
dangers qu'il court.

Enfin, dans d'autres circonstances, on s'attachera à
distraire l'esprit des préoccupations et des tourments
que la maladie peut causer ; on l'occupera de travaux attrayants et faciles, tels que la culture de certains beaux-arts, le dessin, la peinture, le modelage,
ou même de travaux manuels délicats et choisis
selon ses goûts et ses aptitudes. La lecture d'ouvrages
littéraires ou historiques, écrits avec modération, sans
passion, l'enseignement même de sciences faciles,
quelques études modérées, peuvent dans certaines névropathies avoir les meilleurs résultats.

La musique et le chant, qu'il faut diriger avec prudence en surveillant l'excitation que ces méthodes
pourraient produire, les visites aux amis, les fréquen-
tations mondaines bien entendues, le spectacle quelquefois, les voyages et en un mot toutes les distractions de l'esprit rentrent encore dans la catégorie des
différents procédés psychiques qu'on peut utiliser avec
fruit. Mais il faut savoir choisir, parmi ces derniers
surtout, ceux qui conviennent le mieux aux diverses
individualités névropathiques et il sera toujours utile
d'en diriger les effets avec méthode.

Le séjour à la campagne, loin des causes d'excitation qui ont pu causer le mal, mais surtout l'*isolement*
dans un établissement spécial loin de la famille et de
l'entourage qui ne font souvent qu'aggraver ou entretenir l'état nerveux, sont également des procédés de

traitement psychique souvent très efficaces. L'*isolement* en particulier, que les meilleurs neuropathologues et spécialement Weir-Milchell et Charcot, ont élevé à la hauteur d'une vraie et puissante méthode thérapeutique, n'est jamais resté sans **résultat et a** souvent déterminé des succès inattendus. C'est peut-être aujourd'hui le plus efficace des procédés psychiques que nous ayons à notre disposition contre certaines formes graves de la neurasthénie et de l'hystérie.

Mais, quoi qu'il en soit, il faut toujours, au fond de toutes ces méthodes, l'espérance et la foi en la guérison, il faut donc toujours la confiance au médecin et de la part du médecin la confiance dans sa thérapeutique.

C'est à cette espérance, à cette foi « capable de transporter les montagnes » (selon l'Ecriture), que sont dues ces cures miraculeuses qui ont rendu célèbres tant de lieux de pèlerinage. Loin de s'opposer à ce procédé, dit *procédé du miracle*, le médecin peut et même doit, dans certains cas, rechercher s'il est applicable et ne pas craindre de le conseiller lui-même.

Les maîtres n'en ont-ils pas donné l'exemple et n'ont-ils pas eux-mêmes envoyé, à Lourdes ou ailleurs, certaines malades de leurs services d'hôpital, qui avaient foi aux célestes apparitions. Il faut prendre le bien thérapeutique partout où on le trouve et si certaines hystériques paralysées, contracturées ou aveugles, témoignent le vif désir d'être soumises au procédé du miracle, loin de contredire leur confiance, le médecin doit savoir l'entretenir, la cultiver et la mettre à l'épreuve, si les procédés scientifiques sont restés impuissants.

Cette méthode miraculeuse se rapproche beaucoup d'ailleurs d'une méthode médicale à laquelle certains auteurs ont donné le nom de « procédé des thaumaturges », qui consiste à dire comme Jésus à Lazare : « Levez-vous et marchez. » Mais c'est un procédé souvent incertain, qui fait courir les risques d'un insuccès trop rapide et trop évident et qu'on ne peut guère essayer que chez les enfants.

La méthode « de la persuasion morale » constitue un procédé de diplomatie plus habile et souvent plus efficace. Elle consiste à entretenir le malade dans un état continuel d'espérance en sa guérison, à le persuader qu'il va chaque jour beaucoup mieux, à l'encourager dans cette voie, à aider ou faire mine d'aider ses premiers efforts s'il s'agit de troubles moteurs, en un mot à lui suggestionner, à l'état de veille, la curabilité et l'amélioration progressive de son mal.

La suggestion vigile peut en effet, chez certains névropathes très suggestibles, suffire à transformer et même guérir leurs accidents névropathiques. Et comme cette méthode est totalement inoffensive, il y a toujours lieu d'y recourir, avant de mettre en œuvre un autre procédé de suggestion assurément beaucoup plus efficace, mais aussi moins inoffensif, c'est-à-dire l'hypnotisme et la suggestion pendant le sommeil hypnotique [1].

---

[1] Nous avons eu récemment l'occasion d'imaginer, pour le traitement de certains cas de *neuropathie phobique*, un nouveau procédé, qu'on peut appeler *gymnastique psychique*, et qui consiste à traiter psychiquement un vice d'idéation, comme on traite mécaniquement un vice de mouvement articulaire. Ne pouvant insister ici sur les détails de cette méthode, nous dirons simplement qu'elle consiste en une sorte d'entraînement progressif du malade à faire chaque jour, d'une manière mathématiquement calculée, l'exercice qu'il redoute de faire, à se soumettre à l'impression qui lui est pénible, etc., en somme, à dresser progressivement et méthodiquement son organisme, ou son esprit à faire l'acte ou à subir la sensation qui sont pour lui le point de départ de ses malaises.

CHAPITRE VI

Hypnotisme et suggestion.

Nous ne pouvons longuement insister sur cette question qui depuis quelques années préoccupe beaucoup les esprits et dont on a exagéré les dangers plus encore que les bienfaits. C'est encore une question vieille comme le monde ; mais, en réalité, elle a fait de grands progrès depuis qu'elle a été soumise au contrôle scientifique des recherches expérimentales. C'est l'ancien magnétisme animal renouvelé, rajeuni et un peu élucidé, mais sans le fluide mesmérique.

Ce n'est en somme, comme nous l'avons indiqué déjà, qu'un état particulier de l'organisme dans lequel la conscience et la libre discussion des actes, plus ou moins abolies, laissent l'organisme dans une sorte d'automatisme qu'on peut diriger à l'avantage de l'hypnotisé.

On ne peut assurément produire le sommeil hypnotique, que chez des malades et particulièrement chez des malades nerveux, c'est-à-dire déjà épuisés et moins résistants. Mais il faut se rappeler qu'en provoquant chez eux l'hypnose on ne peut que développer cette diminution de leur vibratilité propre, c'est-à-dire accroître leur impressionnabilité névropathique. Aussi quelque merveilleux que soient les promesses et même les résultats de cette méthode thérapeutique, faut-il n'y recourir qu'avec une extrême sagesse, après avoir essayé en vain toutes les autres méthodes. Ces réserves faites, examinons dans quelles conditions et dans quelles circonstances l'hypnotisme peut être utilisé.

Tout le monde sait qu'hypnotiser consiste à provoquer un état de sommeil plus ou moins complet par certains procédés dont les plus communs sont la fixation du regard ou d'un objet brillant, les passes et la suggestion. Il est en effet des malades auxquels il suffit de conseiller ou d'ordonner le sommeil pour que progressivement ou brusquement celui-ci se produise. Mais le plus souvent il faut y revenir à plusieurs reprises et il est assez rare que l'hypnose s'obtienne dès la première séance.

En tous cas, on ne doit et on ne peut ordinairement pratiquer l'hypnotisme que sur des malades qui s'y soumettent volontiers, avec confiance, dans le but d'obtenir une amélioration et en faisant espérer que la guérison peut s'ensuivre.

Mais *le patient ne devrait au moins jamais être ou trop sceptique ou nettement incrédule et surtout jamais résistant;* ces conditions d'esprit seraient absolument contraires et défavorables au but poursuivi.

D'autre part, le médecin qui, seul, peut utiliser ces procédés thérapeutiques doit en avoir une certaine habitude, savoir inspirer la confiance à son malade et pratiquer les manœuvres hypnotiques avec toute la prudence, toute la simplicité, toute la bienveillance et aussi toute la dignité que comporte toujours sa profession.

Dans ces conditions, le sommeil obtenu peut être utilisé de deux manières différentes : ou bien on laisse simplement le malade dormir pendant un temps qui peut varier de vingt minutes à deux ou trois heures et ce repos provoqué peut, dans certains

cas, suffire à calmer l'irritabilité névropathique et
améliorer ou faire disparaître les accidents nerveux
qui en résultent.

Mais le plus souvent le médecin profite de la sug-
gestibilité considérable ordinairement produite par
l'hypnose pour donner au malade des suggestions
favorables à sa guérison. C'est en somme le procédé
de « la persuasion morale » pendant l'état hypnotique.
Or, pendant cet état, le moral du malade est dans des
conditions d'impressionnabilité et d'hyperexcitabilité
spéciales qui expliquent avec quelle intensité l'idée
inculquée, suggestionnée, peut agir sur le physique et
le modifier dans un sens déterminé.

Nous n'avons pas à revenir sur cette influence, déjà
si manifeste à l'état de veille, du moral sur le physique ; elle est d'observation journalière. Et non seulement elle s'exerce dans la sphère morale elle-même,
agissant sur les phénomènes de l'intelligence, de la
volonté et de la sensibilité, et pouvant guérir certains
troubles nerveux d'origine psychique, qu'on appelle
maladies imaginaires et imaginatives ; mais elle influe
encore sur les phénomènes de la vie végétative ;
tout le monde sait que la peur ou la joie interrompent
ou troublent la digestion, suspendent ou accélèrent
la respiration et les battements du cœur, provoquent
des désordres intestinaux, etc. Aussi n'est-il pas
étonnant de voir l'action psychique de la suggestion
s'exercer, pendant l'hypnotisme, sur tous les désordres
fonctionnels qui peuvent résulter des altérations de
tout le système nerveux. Sous l'influence de l'état hypnotique, toutes les fonctions nerveuses sont excitables
et impressionnables au plus haut degré et c'est pourquoi le sujet peut, par l'idée suggérée, agir sur les
fonctions de la vie végétative qui, à l'état de veille,
paraissent indépendantes de la sphère psychique.

On a signalé des observations non seulement de troubles mentaux, d'altérations de la sensibilité et de la motilité, mais encore des faits de palpitations, de vomissements, de dyspepsies, de désordres de la menstruation, qui ont été améliorés ou guéris par l'intervention hypnotique.

Il y a là d'ailleurs un point de contact avec un phénomène fréquent de la vie courante, les maladies imaginaires, qui, sans lésion organique vraie, reproduisent de tous points les symptômes au moins nerveux des mêmes maladies réelles.

Et il n'y a aucune raison, puisque de tous temps on a admis une étiologie des maladies par imagination, pour ne pas admettre aujourd'hui une thérapeutique scientifique des maladies par l'imagination.

Nous avions déjà l'hygiène et la thérapeutique morales et nous avons vu quel rôle elles peuvent jouer, surtout chez les nerveux; l'hypnotisme bien compris et sagement appliqué constitue une thérapeutique morale d'un nouvel ordre, mais beaucoup plus active et qui, si elle comporte plus de dangers et plus de difficultés, n'en peut être que plus bienfaisante entre des mains habiles.

On ne saurait nier et condamner d'une manière absolue, sans mauvaise foi et sans parti pris, ce nouveau mode d'intervention, dans le traitement des maladies nerveuses; mais on ne saurait non plus être trop prudent, trop réservé et trop habile dans la pratique de cette méthode si délicate et en même temps si active. Et, nous le répétons encore une fois, l'hypnotisme ne devrait être pratiqué que par des médecins, même par des médecins habitués à ce procédé; il ne devrait être mis en œuvre que chez des malades confiants après que les autres procédés de la thérapeutique nerveuse ont été essayés sans résultat et dans les cas où il ne peut comporter d'inconvénient.

Il faut toujours se rappeler que s'il peut, dans de telles conditions, fournir d'excellents résultats, il court souvent le risque de déterminer des désordres variés et quelquefois graves, s'il est manié à la légère à tout hasard, sans réflexion, dans tous les cas, contre tous les maux et surtout par des mains inexpérimentées.

Il nous est impossible ici d'énumérer tous les cas dans lesquels cette méthode a été utilisée avec plus ou moins de succès. D'ailleurs, cette thérapeutique est encore une science nouvelle sur laquelle l'accord scientifique n'est pas encore fait. Il faut actuellement se tenir en garde autant contre les exagérations des hypnotiseurs enthousiastes qui veulent en faire la panacée universelle que contre les dénégations trop absolues des sceptiques, qui n'y voient qu'une méthode intéressante, mais dangereuse, d'investigations psychologiques.

On a essayé l'hypnotisme dans la plupart des névroses et dans quelques maladies organiques du système nerveux, voire même dans certains désordres mentaux avec quelque succès. C'est ainsi que le Dr Bérillon, un des jeunes et ardents défenseurs de cette méthode thérapeutique, a pu récemment classer parmi « les indications formelles de la suggestion hypnotique en psychiatrie et en neuropathologie » les névropathies et la neurasthénie, les névroses et surtout certains désordres de l'hystérie, quelques symptômes des maladies organiques du système nerveux, certains désordres mentaux tels qu'obsessions, délire partiel, accès de lypémanie et dipsomanie ; enfin et surtout les nombreuses manifestations névropathiques des enfants qui sont particulièrement accessibles aux procédés suggestifs (terreurs nocturnes, incontinence d'urine, etc.).

CHAPITRE VII

Médicaments toniques et calmants.

Il n'y a en réalité pas de médicaments spécifiques contre le nervosisme et les diverses maladies nerveuses ; et c'est peut-être là la meilleure occasion de dire avec Tissot : « On peut se montrer grand praticien sans ordonner de médicaments ; le meilleur remède est souvent de n'en prescrire aucun. »

Il est certain que le plus grand rôle appartient à l'hygiène physique et morale et aux pratiques hydrothérapiques, électrothérapiques et suggestives, dans le traitement des désordres névropathiques.

Néanmoins il est certains médicaments, qui dans quelques cas peuvent rendre des services.

Il sera d'abord et souvent utile de diriger contre les diathèses qui accompagnent le nervosisme et peuvent en être le point de départ, une médication appropriée ; il sera donc utile de traiter par les médicaments spéciaux l'arthritisme, la tuberculose, ou le diabète, la scrofule, la syphilis, etc., quand les nerveux sont atteints de l'une ou l'autre de ces diathèses.

Mais la médication antinerveuse proprement dite comporte deux éléments principaux ; tout accident névropathique étant fondamentalement caractérisé par de la faiblesse et de l'irritabilité, il y a toujours lieu de le combattre par des fortifiants et des calmants.

Fortifier et calmer paraît être une véritable anti-thèse et cependant il faut souvent mettre en œuvre simultanément ces deux moyens.

Les médicaments fortifiants les plus connus et les plus employés sont des minéraux toniques et des plantes amères. Le fer est en tête de la liste : il est formellement indiqué dans les formes de nervosisme avec chloro-anémie ou dans les neuranémies simples ; mais souvent il est mal supporté et provoque parfois des inconvénients supérieurs à ses avantages qui ne permettent pas de l'employer. La meilleure manière de le prendre consiste dans l usage ,aux repas, d'eaux minérales ferrugineuses légères au début, puis de plus en plus fortes. On donne également le fer sous forme de poudre de fer réduit ou de sels dont les plus assimilables sont les carbonates, les peptonates, les citrates et les tartrates de fer ; parmi ces derniers, la solution de tartrate dite teinture de Mars, est une des formes les plus usitées.

A côté du fer, on peut citer les phosphates qui sont de vrais médicaments réparateurs et presque alimentaires et les préparations arsenicales qui joignent à leurs propriétés toniques une certaine vertu sédative.

Parmi les amers, la teinture de noix vomique, qu'on associe fréquemment à la teinture de Mars, est au premier rang ; viennent ensuite les préparations diverses de quassia, de colombo, de quinquinas et de gentiane ; cette dernière est assurément la moins dangereuse si elle n'est pas la plus efficace.

Car, il faut bien l'avouer, tous ces médicaments toniques et amers, parfois très utiles, ont le gros inconvénient de nuire aux fonctions digestives et, pour peu que l'estomac des névropathes soit susceptible et déjà malade, on ne saurait les prescrire sans danger. Il faut donc en surveiller l'emploi, en proscrire l'abus et même l'usage continuel.

Les médicaments calmants n'ont pas meilleure réputation vis-à-vis de l'estomac ; mais ils rendent assurément de grands services aux malades tourmentés par les manifestations douloureuses ou simplement trop gênantes des névropathies. Les bromures de potassium, de sodium, d'ammonium, de camphre et d'or dont on a fait un réel abus et que quelques malades s'administrent encore eux-mêmes, sous le prétexte de calmer leurs nerfs, doivent être tenus en défiance. Ils sont loin d'abord de produire les effets calmants généraux qu'on leur suppose; ils engourdissent et alourdissent peut-être, ils diminuent la mémoire si on les continue, ils paralysent un peu l'activité psychique ; mais en réalité ils ne guérissent pas. Toutefois, ils jouissent d'une réelle efficacité dans certains accidents convulsifs, qui paraissent se rattacher aux diverses formes de l'épilepsie ; on peut encore les utiliser contre certaines formes de l'éréthisme nerveux et de l'insomnie névropathique.

Les autres antispasmodiques, tels que l'asa fœtida, le musc, le camphre, la valériane et qui ont de réelles propriétés sédatives sont un peu tombés dans l'oubli, grâce aux progrès de la droguerie moderne qui a couvert les marchés d'une série de produits chimiques, alcaloïdes ou autres, plus actifs, mais aussi plus dangereux.

Le chloral, l'hypnone, la paraldéhyde, l'antipyrine, l'acétanilide, l'uréthane, le sulfonal, etc., sont autant de médicaments assez efficaces qui ont la vertu de calmer assez rapidement les douleurs et névralgies aiguës des névropathes, mais qui, outre les dangers qu'ils peuvent comporter, déterminent assez vite l'accoutumance. Ce sont quelquefois de merveilleux calmants, mais dont l'action est fugace et sans résultat thérapeutique ordinairement durable.

L'éther qu'on peut donner à l'intérieur ou sous forme d'inhalations est aussi un calmant de certaines crises nerveuses ; mais il faut redouter que les malades n'y prennent goût et ne s'adonnent au terrible vice que nous avons signalé sous le nom d'étheromanie.

Il en est de même pour l'opium et la morphine dont les injections pratiquées en temps opportun, à doses modérées et toujours par le médecin, donnent des résultats vraiment merveilleux, mais dont l'abus entraîne les plus graves désordres. L'opium est encore le meilleur hypnotique chez certains névropathes anémiques dont il congestionne les centres nerveux et calme l'hyperexcitabilité.

Enfin il est des médicaments terriblement actifs, tels que l'aconitine et l'atropine, que le médecin même ne doit manier qu'avec la plus grande prudence ; une piqûre d'aconitine, même à dose normale, peut tuer subitement : témoin le fait, raconté par Brouardel, d'une jeune miss anglaise débarquant de Londres à Paris pour assister à l'inauguration de l'Opéra : se trouvant prise le soir d'une violente névralgie de l'épaule, elle accepta avec empressement une piqûre d'aconitine, qui la foudroya en quelques minutes.

C'est qu'il est toujours un côté méconnu dans l'administration des médicaments, surtout chez les nerveux ; c'est le côté des résistances ou des susceptibilités individuelles ; tel supporte une dose énorme sans en éprouver d'effet, tel autre sera malade d'une dose ordinaire habituellement curative.

En tous cas, les malades nerveux ne doivent jamais d'eux-mêmes recourir à l'une ou l'autre de ces médications que le médecin hésite quelquefois à prescrire, préférant ne rien faire que de nuire.

Ils devront également se méfier des conseils plus
ou moins anodins et désintéressés qu'ils vont chercher trop souvent près des pharmaciens et que ceux-
ci leur donnent d'ailleurs avec la plus entière désin-
volture, sous le couvercle d'une spécialité. C'est ainsi
qu'une de nos malades étant allée chez un pharmacien
demander un calmant contre sa migraine, celui-ci lui
écoula une de ses spécialités à la caféine. Cette malade était hystérique et la drogue du pharmacien
n'eut d'autre effet que de provoquer une grande attaque de nerfs sans calmer la migraine.

Et nous ne saurions vraiment trop insister sur les
dangers de cette habitude déplorable qu'a le public
de s'adresser d'abord au pharmacien, qui est inca-
pable de faire un diagnostic et donne à tout hasard la
drogue qui lui rapporte le plus. Il y aurait souvent
lieu de s'insurger contre ces grandes pharmacies,
vrais bazars de médicaments à bon marché, qui à
force de réclames et d'étalage, exploitent la crédulité
et la santé publiques, confiant souvent à de simples
employés ou à de vulgaires garçons de laboratoire
le soin de délivrer les substances les plus actives,
sous prétexte de spécialité. Les malades et les nerveux en particulier devraient toujours se rappeler,
qu'il ne faut recourir aux médicaments, qu'en cas
d'absolue nécessité et sur la prescription formelle
d'un médecin.

En principe donc, les névropathes feront sagement
de ne recourir à aucune médication tonique ou calmante sans l'avis préalable et la formule spéciale de
leur médecin. M. Charcot rappelle souvent à sa clinique que le principe de tout médecin qui s'occupe
de maladies nerveuses doit être avant tout de ne pas
nuire : « primo non nocere ». Or, l'hygiène ne saurait
jamais nuire et c'est encore à ses préceptes que nous

renvoyons, après avoir exposé toute la série des médications anti-nerveuses qui ne doivent être employées qu'en dernier ressort.

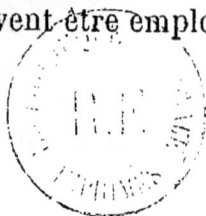

TABLE DES MATIÈRES

PREMIÈRE PARTIE

Structure et fonctions générales du système nerveux.

SECTION PREMIÈRE

STRUCTURE GÉNÉRALE DU SYSTÈME NERVEUX

SECTION II

COMMENT FONCTIONNE LE SYSTÈME NERVEUX; CONDITIONS ET CONSÉQUENCES DE CES FONCTIONS

DEUXIÈME PARTIE

Les maladies nerveuses.

TROISIÈME PARTIE

Principales causes des maladies nerveuses.

QUATRIÈME PARTIE

Hygiène des gens nerveux.

SECTION PREMIÈRE

HYGIÈNE SPÉCIALE AUX FONCTIONS NERVEUSES

SECTION II

PRÉCEPTES D'HYGIÈNE GÉNÉRALE SPÉCIALEMENT APPLICABLES AUX GENS NERVEUX

CINQUIÈME PARTIE

Premiers et principaux procédés de traitement des maladies nerveuses.

ÉVREUX, IMPRIMERIE DE CHARLES HÉRISSEY

LIBRAIRIE FÉLIX ALCAN

108, Boulevard Saint-Germain, Paris

(Envoi franco contre timbres-poste ou mandat sur Paris.)

EXTRAIT DU CATALOGUE

MALADIES NERVEUSES ET MALADIES DE L'ESPRIT

AXENFELD et **HUCHARD**. **Traité des névroses,** 2ᵉ édition, augmentée de 700 pages par Henri Huchard, médecin des hôpitaux, 1 fort vol. in-8, 1882. 20 fr.

AZAM. **Le caractère dans la santé et la maladie,** 1 vol. in-8, avec une préface de M. Th. Ribot, 1887. 4 fr.

BIGOT (V.). **Des périodes raisonnantes de l'aliénation mentale,** 1 vol. in-8. 10 fr.

BINET et Ch. **FÉRÉ**. **Le magnétisme animal,** 1 volume in-8, 3ᵉ édition. 1890. 6 fr.

BRIERRE DE BOISMONT. **Du suicide et de la folie-suicide,** 2ᵉ édition, 1 vol. in-8 de 680 pages. 7 fr.

BRIERRE DE BOISMONT. **Des hallucinations,** ou Histoire raisonnée des apparitions, des visions, des songes, de l'extase, du magnétisme et du somnambulisme, 3ᵉ édition très augmentée, 1 vol. in-8. 7 fr.

CHARBONNIER. **Maladies et facultés diverses des mystiques,** 1 vol. in-8. 5 fr.

FÉRÉ (Ch.). **Du traitement des aliénés dans les familles,** 1 vol. in-18, 1889. 2 fr. 50

FÉRÉ (Ch.). **Des épilepsies et des épileptiques,** 1 vol. gr. in-8, avec 67 gravures et 12 planches hors texte, 1890. 20 fr.

FERRIER. **De la localisation des maladies cérébrales,** traduit de l'anglais par M. H.-C. de Varigny, suivi d'un mémoire de MM. Charcot et Pitres sur *les Localisations motrices dans les hémisphères de l'écorce du cerveau,* 1 vol. in-8 et 67 fig. dans le texte. 6 fr.

ICARD. **La femme pendant la période menstruelle, étude** de psychologie morbide et de médecine légale, 1 vol. in-8, 1890. 6 fr.

KOVALEWSKY. **Hygiène et traitement des maladies mentales et nerveuses,** 1 vol. in-8, 1890. 00 fr.

LEVILLAIN. **Hygiène des gens nerveux,** 1 vol. in-18, avec gravures. 3 fr. 50

LANDOUZY et DEJERINE. **De la myopathie atrophique progressive.** (Myopathie héréditaire sans névropathie, débutant d'ordinaire dans l'enfance par la face), 1 vol. in-8, 1885. 3 fr. 50

LOMBROSO. **L'homme criminel** (fou moral, criminel né, épileptique), étude anthropologique et médico-légale, 1 vol. in-8, 1887. 10 fr.

    Atlas de 40 planches, accompagnant cet ouvrage. 12 fr.

MACARIO. **Des paralysies dynamiques ou nerveuses,** in-8. 2 fr. 50

MANDON. **Histoire critique de la folie instantanée,** temporaire, instinctive, 1 vol. in-8. 3 fr. 50

MAUDSLEY. **Le crime et la folie,** 1 vol. in-8, 4e édit. 6 fr.

MAUDSLEY. **La pathologie de l'esprit,** traduit de l'anglais, par M. GERMONT, 1 vol. in-8. 10 fr.

MOREAU (de Tours). **Traité pratique de la folie névropathique,** 1 vol. in-18. 3 fr. 50

PADIOLEAU (de Nantes). **De la médecine morale** dans le traitement des maladies nerveuses, 1 vol. in-8. 4 fr. 50

RIBOT (Th.). **Les maladies de la mémoire,** 1 vol. in-18, 6e édit. 2 fr. 50

RIBOT (Th). **Les maladies de la volonté,** 1 volume in-18, 6e édition. 2 fr. 50

RIBOT (Th.). **Les maladies de la personnalité,** 1 vol. in-18, 2e édition. 2 fr. 50

THULIÉ. **La folie et la loi,** 2e édit. 1 vol. in-8. 3 fr. 50

THULIÉ. **De la manie raisonnante du docteur Campagne,** in-8. 2 fr.

TISSIÉ (Ph.). **Les rêves,** pathologie, physiologie, avec préface, de M. le professeur AZAM, 1 vol. in-18, 1890. 2 fr. 50

LIBRAIRIE FÉLIX ALCAN, 108, Boulevard Saint-Germain, Paris

OUVRAGES DE MÉDECINE ET D'HYGIÈNE

POUVANT ÊTRE UTILEMENT CONSULTÉS

PAR LES GENS DU MONDE

BOUCHARDAT (A. et G.). **Nouveau formulaire magistral,** précédé d'une Notice sur les hôpitaux de Paris, de Généralités sur l'art de formuler, suivi d'un Précis sur les eaux minérales naturelles et artificielles, d'un Mémorial thérapeutique, de Notions sur l'emploi des contrepoisons et sur les secours à donner aux empoisonnés et aux asphyxiés, 1891, 29e édition, revue et augmentée de formules nouvelles et *De la liste des mets permis aux glycosuriques*, 1 vol. in-18. 3 fr. 50, — Cartonné à l'anglaise, 4 fr. — Relié.   4 fr. 50

BOUCHARDAT. **De la glycosurie ou diabète sucré,** son traitement hygiénique, 1883, 2e édit., 1 vol. grand in-8, suivi de Notes et documents sur la nature et le traitement de la goutte, la gravelle urique, sur l'oligurie, le diabète insipide avec excès d'urée, l'hippurie, la pimélorrhée, etc.   15 fr.

BOUCHARDAT. **Traité d'hygiène publique et privée** basée sur l'étiologie, 1 fort vol. grand in-8. 3e édit., 1887.   18 fr.

BOUCHUT et DESPRÉS. **Dictionnaire de médecine et de thérapeutique médicale et chirurgicale,** comprenant le résumé de la médecine et de la chirurgie, les indications thérapeutiques de chaque maladie, la médecine opératoire, les accouchements, l'oculistique, l'odontotechnie, les maladies d'oreille, l'électrisation, la matière médicale, les eaux minérales et un formulaire spécial pour chaque maladie, 5e édit., 1889, très augmentée. 1 vol. in-4 avec 950 figures dans le texte et 3 cartes. Broché 25 fr. — Cartonné, 27 fr. 50. — Relié   29 fr.

DAMASCHINO. **Leçons sur les maladies des voies digestives,** 1 vol. in-8, 3e tirage, 1888.   14 fr.

DAVID. **Les microbes de la bouche,** 1 vol. in-8, avec gravures dans le texte.   10 fr.

DURAND-FARDEL. **Traité pratique des maladies chroniques,** 2 vol. gr. in-8.   20 fr.

DURAND-FARDEL. **Traité des eaux minérales** de la France et de l'étranger, et de leur emploi dans les maladies chroniques, 3e édit., 1 vol. in-8.   10 fr.

DURAND-FARDEL. **Les eaux minérales et les maladies chroniques**. Leçons professées à l'École pratique, 2° édit. 3 f. 50

DURAND-FARDEL. **Traité pratique des maladies des vieillards**, 2° édit. 1 fort vol. gr. in-8. 14 fr.

GIRAUD-TEULON. **L'œil**. Notions élémentaires sur la fonction de la vue et ses anomalies, 2° édit. 1 vol. in-12. 3 fr.

HÉRARD, CORNIL et HANOT. **De la phthisie pulmonaire**, étude anatomo-pathologique et clinique, 1 vol. in-8 avec 65 fig. en noir et en couleurs dans le texte et 2 planches coloriées. 2° édit. entièrement remaniée. 1888. 20 fr.

ICARD. **La femme pendant la période menstruelle**, étude de psychologie morbide. 1 vol. in-8. 1890. 6 fr.

LAGRANGE (F.) **Physiologie des exercices du corps**, 1 vol. in-8, 4° édit. 1890. Cart. 6 fr.

LAGRANGE (F.). **L'hygiène de l'exercice chez les enfants et les jeunes gens**, 1 vol. in-18. 1890. 3 fr. 50

LAGRANGE (F.). **De l'exercice chez l'homme adulte**, 1 vol. in-18, 1891. 3 fr. 50

MACARIO. **Manuel d'hydrothérapie**, suivie d'une instruction sur les bains de mer (guide pratique des baigneurs), 1 vol. in-8, 4° édit. remaniée, 1889. 2 fr. 50

MURCHISON. **De la fièvre typhoïde**, avec Notes et Introduction du docteur H. GUENEAU DE MUSSY, 1 vol. in-8, avec figures dans le texte et planches hors texte. 10 fr.

NICATI et RIETSCH. **Recherches sur le choléra**, 1 vol. in-8, 2° édit. 5 fr.

ONIMUS et LEGROS. **Traité d'électricité médicale**, 1 fort vol. in-8, avec 275 fig. dans le texte. 2° édit. par le Dr Onimus 1887. 17 fr.

RILLIET et BARTHEZ. **Traité clinique et pratique des maladies des enfants**, 3° édit. refondue et augmentée par E. BARTHEZ et A. SANNÉ. — TOME 1er. *Maladies du système nerveux, maladies de l'appareil respiratoire*, 1 fort vol. gr. in-8. 1887. 16 fr.

TOME II. *Maladies de l'appareil circulatoire, de l'appareil digestif et de ses annexes, de l'appareil génito-urinaire, de l'appareil de l'ouïe, maladies de la peau*, 1 fort vol. gr. in-8, 1887. 14 fr.

TOME III. *Maladies spécifiques, maladies générales constitutionnelles*, 1 fort vol. in-8, 1891. 25 fr.

SPRINGER. **La croissance**. Son rôle dans la pathologie infantile, 1 vol. in-8. 6 fr.

TROUESSART. **Microbes, ferments et moisissures**, 1 vol. in-8 avec gravures. 6 fr.

WEBER. **Climatothérapie**, traduit de l'allemand par MM. les docteurs DOYON et SPIELMANN, 1 vol. in-8, 1886. 6 fr.